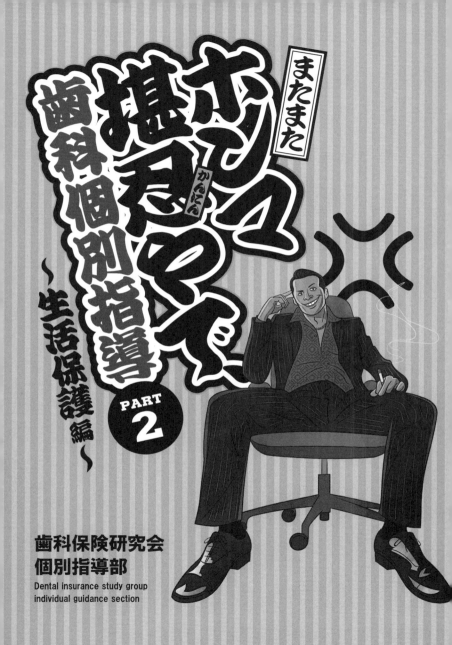

またまた
堪忍《かんにん》して
歯科個別指導 PART 2
〜生活保護編〜

歯科保険研究会
個別指導部
Dental insurance study group
individual guidance section

Parade Books

はじめに

厚生局の個別指導は全国で年間１５００件以上実施されております。

そのため情報もそれなりに多く、その情報を分析してどのように対応すれば良いのかノウハウができあがってきています。

こうなれば受験と一緒です。ポイントさえ掴んでおけば、問題なく指導を終えることができます。

それに対し、市などの自治体が行なう生活保護の個別指導は、厚生局のものと比べて実施されている件数も少なく、それぞれの自治体で少しずつ対応が異なり、また情報も少ないため、それに対するノウハウもまだできていない状態です。

また、実施している側も指導のノウハウが厚生局のものと比べて明らかに少なく、そして手探り状態で行っている感が否めません。

当研究会で実際に指導を受けた先生や、また当研究会以外の先生で同じく経験された方に取材してみましたが、結論から言うと指導にパターンはありませんでした。

厚生局のものは、ある程度パターンができあがっているため、最近では大学受験の予備校と同じように専門のコンサルまで出てくる始末であります。

しかし、このようなコンサルもなかなか生活保護の個別指導までは実態がつかめていないのが現状です。

今回はその生活保護の個別指導がどのような感じで行われるのか？

厚生局のものとはなにが違うのか？

ここにスポットを当てて著してみました。

生活保護の個別指導を受けられる先生方の参考になれば幸いです。

なお、ナニワの歯科医のパートは、フィクションです。実際の個人・団体とは一切関係がありません。

目次

個別指導通知が届く

ワシの歯科医院に個別指導通知が届いた、と事務長から報告があった。

それも今回は厚生局じゃなしに市からだという。

「スタッフの中で他に誰が知っとんのや」

「私と院長2人だけです」

「ようやった、事務長は堅いのう」

ワシんとこの事務長はこういうところが堅いからお気に入りや。

この男、カタイのはナニだけやないな。

オンナの子のスタッフの中に、こういう書類が目につくとあることないこと何でも言うのがおる。

人の口には戸は立てられんと言うが、昔の人はよう言うたもんや。

以前、厚生局からの個別指導通知が来たとき、オンナの子の目についてしまい、あることないことウラでべらべらしゃべられてしもた。[*1]

そういう口の軽いスタッフは全員辞めさせた。

最近あいつら辞めさせた瞬間、速攻で労基に走りおる。

なんや最近のトレンドは辞めたら労基かいな。

立つ鳥あとを何とか言うけどあれはウソや。

あれは昔の話で今の子には関係ない、濁していった人間にはそれなりのお仕置きをしたのが懐かしいのう。

今回のスタッフはみんな口のかたいヤツばっかりやけどこればっかりは信頼のあるスタッフにしか話せない内容や。

そんな思い出に浸りながら書類を見てみると1ヶ月後をメドに5つくらいある日から好きな日を選んで決まったら担当の武田宛てに電話してほしいとあった。

なんやこれ。

＊1　個別指導通知が来たときは院長1人ではとてもじゃないが用意は不可能である。人手が必要である。それも多ければ多いほど良い。しかし、スタッフを選別しないと余計なことを外で言われかねない。これはネットを見ればすぐわかる。口の軽いスタッフが個別指導についてヤフー知恵袋などで相談している。このようなスタッフには絶対に口外してはならない。

厚生局のときは指定されていたが市は好きな日程を選べと言う。

何ごとも交渉するときは相手に極力選択肢を与えないようにせなあかん。

にもかかわらず5つの中から好きなの選べって、初っぱなからこんなゆるい感じでええんかいな。

それも場所もワシの歯科医院でやるという。

今回はなんや、アウェイやなしにホームかい。

厚生局の時は伏魔殿《ふくまでん》に出向いたせいでフクロにされたけど、こんなゆるいことを言ってたら逆にクンロクかまさなあかんな。

ワシらにとってはそのほうがありがたいけどな。

まあええわ。

「武田に電話する前に情報集取してくれ」

と言うともうすでに調べてるという。

事務長は仕事が早いし、パソコンにも強い。

パソコンに強いのが身内におったら助かる。

だが、厚生局の個別指導についての情報はあるものの市の生活保護の個別指導については全くネット上では情報がないということだった。

パソコンに強いのはエエが事務長はネットに頼りすぎや。何するにもネットしとる。この前は無修正もんのを見たら10万円くらいの請求が来たとか言うとった。

そんなしょーもないもん見る暇あったらその金でオンナ抱いたほうがよっぽどええやないか。安いのやったら花びら3回転や。

事務長は生身のを抱くよりも高い金出して自分で弄っているほうがエエみたいや。変態や。しゃーないのう、ワシの先輩に聞いてみよか。

で、早速電話してみる。

「あーもしもし、重田や重田、重田歯科医院の。真田センセおる、ちょっと変わってくれんか」

保留音が少し流れてセンパイに代わる。

「あーワシや、重田ですわ。この間はどうも。いろいろお世話になりましたな。えっ、あれから、もうお利口さんにやっとるで。もう昔みたいにイケイケやあらへん。だからボチボチや」

「センパイも個別指導が増えたら儲かってよろしいですな」

「そや、怖いくらい儲かっとるわ」

センパイは中出市でも一番生活保護の多いオメ区で開業している。よく暴動が起こり、あまり治安は良くないが、患者は多い。また、生活保護個別指導につづき、厚生局のそれも何回も受けてきた。そのため最近では歯科医としてだけでなく、コンサルとしても商売を始めた。この男は転んでもタダでは起きない。

「ところでこの前のお店に新しい子が入ったんですわ。それがどえらいベッピンさん、まだ19と若いくせに身持ちがええんですわ。どこでそんな焦らすこと覚えたんかしらんけど、まだツバつけれてませんねん。だからセンパイに紹介せなならん思って電話したんですわ」

「シゲやんでも落とせんかったコはオレにはムリや。もっとゆるそうなコおらんの」

「大丈夫ですで、そのコ。今度行ったらパンツ脱いでくれるんですわ」

「なんやて……」

「こないだ、約束したんですわ。舶来もんの一流ブランドのブラとパンツをプレゼントしたら穿いてるパンツと交換してくれるんですわ、脱ぎたてほやほやの匂いつきのパンツ」

「それ変態やないか」

「誰だってベッピンさんの脱ぎたてのパンツ欲しいですから」

「そのコほんまにきれいなんか」

「そら、もうベッピンですがな。ピチピチの若いコのTバック頭にかぶってクンクン匂いたいでしょ」

「パンツはともかく、そのコも見てみなあかんな」

「ほな、きまりや。その前にな、ちょっとひと仕事せなならんことが出てきたんですわ。市からも個別指導が来たんですわ。なんか情報ありませんの」

センパイはそれなりに情報はあるが厚生局のものと比べると少ないという。

さすがはオメ区の開業医や。

「オレんとこにも市からの生活保護限定個別指導の情報はあるんやけど、これがなんとも言えんねや。すぐ終わって何しに来おったんやって言う歯医者もあれば、なんべんも来られて1年がかりでいろいろ調べられて難儀したって言う歯医者もおるわ。そうなると当然、厚生局の個別指導に比べて大したことあらへんって言うセンセもおるし、逆に1年もかけてガサかけられたところは厚生局のほうが楽やったって言うてるわ。ちなみにシゲやんとこの全患者に占める生活保護患者の割合ってなんぼくらいや」

なんやそれ、知らんわ。

調べてまた折り返し電話すると言うと、それと一緒に生活保護患者のレセプト平均点数は他のと比べて何倍くらいかも調べてくれ、と言われた。

さすがはセンパイや。よう分析できとる。

で、早速事務長に聞いてみるとだいたい生活保護患者の占める割合は3割くらい、で、そのレセプト平均点数は他と比べて1・2倍くらいだった。

そのことをセンパイに伝えると、それくらいだったらかなり良心的ということだった。大体生活保護患者のレセプト平均点数は他と比べると1・2倍から1・4倍くらいが相場だという。これを超えると過剰診療を疑われることになる。

市の生活保護課に連絡

ある程度情報収集したところで市の担当の武田に電話した。

「あーもしもし、ワシ重田歯科医院の重田やけど、武田さんおる」

「あー、武田さん。ワシんとこに市から生活保護の個別指導が来たんやけど、これなんですのん」

白々しく聞いてみる。

すると武田は通知書どおりのことをひと通り話してくる。

もうちょっと愛想よう世間話くらいしたらどや。

役所の人間は堅いからアカン。硬いのはナニだけでよろしいわ。

「ワシ、この時間帯は予約がいっぱいで忙しいんや、何とかならんか」

武田はいたって冷静で物腰のやわらかい感じで話をしてくる。

「と、申しますとどういうことでしょうか」

こいつも白々しいおっさんやで。

ワシたぬきやけど武田のおっさんは海千山千の大狸や。

「もうエエんちゃうか言うとるんや。ワシはな、厚生局の個別指導も受けたんや。厚生局のチンピラども言うてへんかったか、あそこはガサかけたからもう逆さにしても鼻血も出えへんでって」

「いや、そのような情報は私のところにはあがってませんが」

「ほうか、じゃあ先に厚生局の技官にでも聞いてこいや、生ぐさ坊主みたいなやつや、見たらすぐ分かるわ。それかハナタレ事務官や、こいつは包茎矯正パンツ履いとるからズボンかっさらったら1発で分かるわ」

「かりに厚生局の個別指導を受けたとしても市の個別指導とは管轄が違いますので関係がありません」

なんや、古狸は厚生局に興味なしかいな。シケとるな。

「とりあえずな、もうワシんとこは叩いてもなんぞホコリも出えへんわ。来るだけ税金のムダ使いや、よそでやってくれんか」

「ということは先生は市の個別指導は受けられないということでよろしいでしょうか、ちなみにそのような場合は、個別指導ではなく検査のほうをさせていただくことになりますがそれでも良いということですね」

このおっさんはしらこいうえに相当な狸やのう。

甲羅に苔むした古狸や。

いっこも世間話せんとクンロクばっかりカマシてきおってからに。

「んなこと言ってへんがな、ただ、真夏の暑い時に来てもらうのは難儀ちゃうか思ってな。そんなに焦らんでもワシは逃げへんねやから、もうちょい涼しくなってからでもええんちゃうんか」

「色々とお気遣いありがとうございます。私らも次々といろんな医院様を回らないといけませんので。じゃあ、いつにしましょ」

ワシ完全にこの狸にカタにハメられとるな。

「そやな、盆前にチャンチャンにしよ。そや、それがよろし」

「武田さんもあれやろ、お盆の暑い日はカッキンカッキンに冷えたビールでも飲みながら高校野球でも見たいやろしな」

武田は酒も飲まないし、野球も見ないという。

何が楽しくて生きてるんや、この狸は。

「ところで武田さん、ワシみたいなジェントルマンが何でまた個別指導を受けなならんねや。やっぱアレか、チクリか。この前、イチビった生活保護の患者をイワしたからか」

すると今まで事務的な対応の武田が興味を持って聞いてきた。

「いやこの前な、そいつ全部歯を抜いて代わりに全部インプラントしろ言うてきおったんや。それもインプラントの歯はプラチナにしろとか。エエけど金あんのか、って聞いたら保険でやれとかほざきおったんや。めちゃくちゃやろ。そのオバはん毎回違うブランドもんのバッグまで持ってきてたくせにお金の話すると渋りおる、渋ちんや」

「先生、おばさんにはついてませんけど」

なんやこの狸は、話の途中に入ってくるわりにはちっともおもろないやんけ。

この武田には笑いのセンスがない。大阪人ではないんやろ。

「ワシも知らんふりしてほっといたんやけど、あんまりにもイチビってくるからケースワーカーに言うたったんや。あのオバはんいつも元気やねんから海洋土木《マリコン》でもさせたらどないや言うて。ほしたら来んようになったけど逆恨みされたんかいな。それともほんまに海洋土木にかり出されたんかいな」

「先生、ブランドもんのバッグてどんなん持ってましたか」

なんや大阪人やないくせに一丁前に人の持ってるもんがナンボか気にはなるみたいや。

すぐ人のもんの値段聞きたがるのは大阪人の悪いところだ。

「どんなバッグかて、エエのん持っとったで。ルイス・ヴィトンやろ、他にもなチャネルとかヘルメスも持ってきとったで」

「ヴィトンにシャネルにエルメスですか、わかりました」

なんやボケたったのに無視かいな。

自分から聞いといてそれはないで。

いきなりツッコミ入れるのは厳しいんやったら少しは愛想笑いくらいしろ。

お互いおっさん同士仲良うしよ思とったのに。

「ちなみにその方のお名前は何とおっしゃいますか」

このおっさんは愛想ないくせに自分の欲しい情報だけは聞いてきおる。

欲張りな狸や。

「何やったかいな。読んで字のごとくみたいな感じの名前やったで、デブの豚みたいな。ちゃうな、豚の脂肪や、ブタのシボウ、深野しほや」

「はじめ問診表見たときはええ名前や、どんなベッピンさんくるんや思て、ワシ楽しみにしとったんや。で診療室に入ってきたのはそのオバはんやったんや、ほんまガッカリやで、ブタに何とかいうことわざはこのオバはんのためにあるんやと思ったわ」

「そうですか、深野しほさんですね、よく分かりました。ちなみに今回個別指導を受ける理由といたしましては、そういう通報とかではありません。生活保護の患者さんを多く診ていただいている医院様から順番に回らさせていただいております」

なんやそれ。

じゃー深野のオバはんはシロやったんかいな。

かわいそうなことしてしもたな。ブタを狸に売ってしもて。

「ところで、ワシの医院でするって言うけど何人くらい来るんや」

「私も含めて5人です」

なんや5人もガサかけに来るんかいな。

厚生局のときは技官1人と事務官2人で3人やったのに、多いのぅ。

「武田さん5人は多いわ、厚生局のときは多くて3人やったで。5人は殺生や。ワシん医院はそんな広ないしそんなにぎょうさん来られたらかなわんわ」

「先生ところは確かチェアー7台ありますよね、それくらい広かったら5人くらい何とかなりませんか」

なんやこのタヌキ下調べしとったんか。

エライ用意がええやないか。

「そのとおりや、武田さんよう分かっとるやないか。ワシんとこムリしてチェアー7台も置いてしもたからスタッフルームが狭くてかなわんねや。だからワシんとこの女のコは狭いだの暑いだのエラそなこと言っとるわ。スキさえあればすぐサボろうとするくせに、そんな狭くて暑い部屋でもよろしいか」

武田はそれでも良いと言う。

あーそーかい、吐いたツバのむなよ。５人まとめてイワシたる。

「あとワシは生活保護の患者はあんまり診てないんや、話の分かる勤務医や事務所の人間を同席させてよろしいか」

これもオッケーだと言う。

そこらへんもゆるいのう。

そんなにゆるいとワシもありがたいけど敵ながら心配や。

「あと、指導にあたる患者はもう教えてもらおか、ワシも協力するんやからそれくらいはそっちも協力してや」

「それは1週間前にＦＡＸします、だから今はお伝えできません。ただ、10人もいないんじゃないですかね、たしか８人くらいやったと思いますよ」

んなもんなんか。えらいゆるいやないか。

厚生局の個別指導では最近要件が緩和されたというが、それでも1ヶ月前に通知し、1週間前に20名、前日に10名も来る。

それに比べたら市の個別指導はゆるすぎへんか。

「1週間前にならな分からへんのか、それも10人近くも。それはあんまりや、殺生やわ、武田さん。もうちょいなんとかならんか」

「先生厚生局の個別指導を受けられたんですよね、それに比べたら用意も楽やと思いますが」

この狸は食えんのう。

まあええわ、色々おもしろい情報も聞けたことやしこれくらいで良しとしよか。

「よう分かった、じゃあ1週間前にＦＡＸやな、クビ洗って待っとるわ。なんやったらついでにナニも洗って待っとこか」

「えっ、ナニはよろしい」

なんやあの狸は、クビは洗ってナニは洗うなってどういう意味じゃ。

「おい事務長、準備や。はじめるぞ。ワシらも5人や[*2]」

＊2　必ず、相手は何人で来るのか聞いておく必要がある。そしてその人数、もしくはそれ以上の人数で指導を受けるべきだ。人数的優位に立つと、当日は心理的に冷静にかつ優位に話をすることができる。

再度センパイに連絡

「もしもし、重田やけど、センパイおる」

「あ、ワシです、さっき市に電話したんですわ。武田ってやつ、センパイ知ってますか」

「知りませんか、市役所に古狸あり言うて市内じゃ有名人みたいですわ。聞いたら5人もガサかけに来る言うとりましたわ、まあ狭い部屋にぶち込んどくけど。で聞いたらたったの8人くらいしかカルテ見られへんって言ってましたわ。そんなにゆるいんですか」

「シゲやん、8人なめとったらヤケドするで」

どういう意味や。

「今回は市が個別指導主催者やけど保険者でもあるんや。っていうことは今回は過去5年分はレセプトが手元にあるっていうことや。厚生局のは1年くらい揃えてたらそれで充分やったんやけど、今回はカルテの法的保存期限のマックス5年分は整理しておかなあかんで。ちなみにレントゲン写真と技工指示書・納品書は3年分は用意しときや、やつら必ず見おるから。厚生局の場合は1年分×30人やけど市の場合は5年分×8人で結局は厚生局の用意のほうが楽やろ」

なるほど。

センパイはいつも論理的で脇がしまった話をするからワシはお気に入りや。

惜しいがTバックはセンパイに進呈や。

「じゃあ、厚生局のときと同じようにビシッとカルテや技工指示書やレントゲン写真を揃えとったらよろしいか」

「まあ、そのとおりなんやけど、あいつら手ブラでは来へんで。先にケースワーカーなんかに情報仕入れて来おるわ*3」

「そーいえば、武田のおっさんワシの医院を下調べしとったわ。何台チェアーがあるんか知ってましたわ」

ケースワーカーであろうが歯のシロウトが口の中見ても分からへんくせに、エラそに意見するんかいな。ホンマあいつらシロウトがワケのわからんこと言ってきたら一緒にまとめてどつき回さなあかんな。

「よう分かりましたわ、ちなみにワシんとこは叩いても何ぞホコリは出ませんけど、最悪の場合の処分ってのはどないなってますのん」

「最悪の場合か、市の行政処分はやっても生活保護の患者を今後その医院では診ることができないくらいや。多分、シゲやんやったら市の担当に電話した時に個別指導を受ける理由を聞いたと思うけど、多いもん順にやっていってるとか言ってへんかったか」

このセンパイはあれや、ひとつ上野オトコや。

ひと皮剥けててよろし。

「そうですわ、ワシはてっきりまた誰ぞがチクったんか思ってブタを1人、古狸のエサにしてもたわ」

さすがのセンパイも聞こうともしない。

「生活保護の患者で成り立っている歯科医院はむしろ市の個別指導のほうが戦線恐々としとるわ。逆に生活保護の患者が少ないところはそのような処分を食らったとしても痛くもかゆくもないから市も多いもん順に見にいっとるんや」

なるほど。最悪の場合で生活保護患者を診なくてええんか。

なんかそれはそれでエエような気もするな。

＊3　当該患者はケースワーカーとはいつ会ったのか、また市役所にはいつ来たのかを記録している。そのため、歯科のほうも来院していないのにも関わらず来院している、訪問していないのに訪問した、と言うような架空請求をしている歯科医院はここでチェックされることになる。

「よう分かりましたわ、また一撃必殺で終わらせるから、落ち着いたらまた飲みに行きましょうや」

と言ってお盆明けに飲みに行くことを約束して電話を切った。

事務長と打ち合わせ

　で、いままでの経緯を事務長に説明し準備を頼むことにした。

「事務長、今回はアウェイやなしにホームでの試合や、徹底的にチンピラどもを絞ったろか。で、いつもの作戦でいこ」

　ワシの医院にはクレーム対応する時は決まったルーティンがある。

　世間一般ではクレーム対応する時には「よく患者様の意見を聞き、ナムナム……」とあるが患者の意見をよく聞いてそれでチャンチャンやったらその患者はクレーマーでも何でもない。

　善良な患者や。

　ホンマのクレーマーはムチャ言いおる。

　そんなムチャに耳を貸すだけ時間のムダや。

　そんなことしか書いていないやつは、ホンマもんのクレーマーが来ても、まあせいぜいチビルくらいしかできおらへん。

　そんなやつの本を読んでもしゃーない。

だからと言ってホンマもんのクレーマー対応は、活字にはできないことも多々あるのも事実や。

だからクレーム処理本はキレイごとしか書けへんし、何の役にもたたん。せいぜい野糞したときのティッシュの代わりくらいや。

ワシんとこの医院でそんなクレーマーが来たら必ず1番最後に予約をとらす。

診療時間中は忙しいから、そんなクレーマーにいちいち付き合ってられんっていうのもあるし、善良な患者の目にもさらされるからや。

そして必ずホームで決着つける。

イケイケやった頃は確かに人様に言えんようなこともしたけど最近は仏様や。

そして最後の善良な患者が帰ったら、クレーマーを診療室に呼ぶようにしている。

で、そこにはワシだけやなしに後ろにデカイのを2人ほど立たせてある。

それだけで勢いよく診療室に入ってきたクレーマーは、借りてきた猫みたいになっている。

その時のワシはダライ・ラマや。

で、優しく、

「どう……、いたしましたか……」

と聞いてあげるだけでだいたいカタがつく。

ほんまさっきまでは威勢よく受付の女の子にかっ飛ばしてたクレーマーがおとなしくなる瞬間は見ものやで。

あんまりおもしろいからおもしろビデオに投稿したいくらいや。

ホームゲームでは負けなしやから相性がエエわい。

「先生、いつもの作戦ですけど今回のメンバーは誰にしますか」

それだけは毎度まいど悩むな。

「まずワシと事務長やな、残り３人やけどワシの不動産しとる兄貴も呼ぼか」

すると事務長がおもむろに先生の弟さんはやめてくれと言ってきた。

まあ、あいつはまだ若いからムチャしよるしな。

ワシと兄貴は身長も１８０センチを超えた巨体だ。

そのため周りから好戦的に迫られることがない。また自身でも巨体が暴れたら周りも堪らんと自覚しているからあんまりムチャはしない。

暴れるときは損得勘定と表裏だ。

それに対して弟は身長も１７０センチもなくまた痩せている。

そのためかようハネよる。感情だけで行動する。弟には生まれた時からもともと理性は備わっていない。

ワシや兄貴は手出すときは計算ずくで動くが、この弟はあと先考えず、負け喧嘩でも関係ない。この弟に怖いものはない。倫理観、罪悪感、恐怖心が欠如している。

そのため事務長の気持ちもわからなくはない。

「なんでや、ワシの弟呼んだらあかんか」

事務長はおもむろに嫌な顔をした。

「なんでって、この前の個別指導であのチクリの元スタッフはどないなったんですか」

前回の厚生局の個別指導は元スタッフからのチクリというのが判明した。

で、そのスタッフにお仕置きをしたときの話を出してきた。

「あのなあ、ワシはいっさい手出しはしてへんし、また弟にも死なすようなマネはさせてへん。これはマザーに誓ってもエエ」

「マザーってなんです」

「なんや事務長、マザー知らんか、マザーテレサや。ワシはな、こう見えても平和運動家や、悪を撲滅したんや」

事務長が白々しく見てくる。

「よう言いますね、結局あのスタッフどないなったんですか」

「そんなことは事務長は知らんでエエわ、ワシはな悪を教育したんや。警察行ってもハネよるやつは道場に連れて行って教育するやろ、それと一緒や。ワシはな医療人や。死人に口なしとか言うけど、生きてる人間を口なしにするのも歯医者の仕事や思うとる」

事務長は話半分しか聞いていない。

まあエエわ。話半分だけでも聞いてるんやったら良しとしよか。

「弟はな、ハナから呼ぶ気ないわ、あれは話し合いとかできへんわ。そんなん呼んだら完全なキャストミスになるで。残り2人のうち1人は勤務医の女医を入れよ」

この女医はベッピンやけど気は強い、負けることを何よりも嫌う。そして人前では涙を見せたことはない。昔っからチヤホヤされてたんやろう、自分の魅せ方をよく知っているが女の武器は使わない。ワシの一番のお気に入りや。

かといって間違っても彼女や嫁にしたらあかん女でもある。

完全に尻にしいてくるタイプや。

「わかりました。のこり1人はこの前の新人の先生にしますか」

以前、厚生局の個別指導で若いオトコの勤務医を連れて行ったが、青ざめて固まってしまいなんの役にも立たなかった。

「あれキャストミスやったな。玉はあるのにタマなしや」

「じゃー誰呼ぶんですか」

「そやな、ワシの友だちでデカイのおるからそれ呼ぶわ。ワシと一緒の元府警4課の刑事や、こいつ性根は腐っとるけど仕事はようできるで。仕事辞めたときにヨメに退職金持って逃げられてな、今は探偵しとると言うとったけどホンマはミナミのホステスのヒモや。年から年じゅう金に困ってるから呼んだら喜んで来よるわ」

「わかりました、その5人で段取り進めましょうか。もちろん他のスタッフには内密に作業進めておきます」

事務長のこういうとこがエエ。

「ところで先生、うちの医院でするいいますけどどの部屋でやりましょうか」

どの部屋って一番狭い部屋やないか。

「スタッフルームや。そこに10人」

困った顔をしている。

「先生ムチャですわ、あんな狭い部屋に大人が10人も入るってムリです。ただでさえうちは3人もデカイのがいるんですし、頑張ってもせいぜい6人くらいちゃいますか」

事務長は仕事ができるが頭がかたい。ナニも一緒に柔らかくせなあかん。

「なあ事務長、ワシは6人じゃなしに10人て言うたはずや。できるかできへんかはワシが決めることや。あんたが決めることやない。事務長は警察の厄介になったことあるか」

ないと言う。

「事情聴取されるとこはせっまい部屋や、圧迫感あるで。そんな部屋にガタイのええ警察と2人っきりや、息しづらいぞ。あれはな、誰が考えたんか知らんけどよう演出できとる。ドラマや映画がおもろいんは内容がええからやないで、演出がええんや。キッチリ演出して市のチンピラどもをいわさなあかん。来る時は鴨ネギで帰る時はボロ雑巾や」

事務長はわかりましたと口では言うが分かってない顔しとる。

「あー、あと扇風機も入れといてや」

「先生、エアコン付いてますけど」

やっぱり分かっとらんな。

「あのなあ事務長、その首から上のもんはなんや。お飾りか、そのわりには見た目がよろしゅうないで。市のチンピラが5匹も来るいうのにだらだら居座られたら、身ぐるみ剥がされるだけやないか。あんたはゆるい。チンピラの口車に乗せられてなんぼでも返還金払うつもりやろ」

事務長にはファイティングスピリッツがない。長いものには巻かれろで自分の懐が痛まなければナンボでも返還するつもりである。

「ちなみにな、エアコンはもちろん暖房や、扇風機でチンピラどもをあぶり出したる。そのつもりでセッティング頼むで」

「先生、抜け目ないですね」

「抜け目やない、抜かりや。日本語は正しく使わなあかんで」

事務長はいつもこういう現場ではオブザーバーのつもりでおる。そのくせ現場を楽しんでいる。セコイ。

「あ、あと今回弁護士の先生どうしますか、必要やったら顧問弁護士の先生に連絡入れときますけど」

やっぱり事務長は気がきく。

「今回はエエわ、なんでか分かるな」

目が泳ぎつつもハイと答えている。

「だってアレですもんね、お金払ってきてもらった割には結局は後ろで見てて発言すらできないですもんね。コスパもよろしくありませんしね」

なにがコスパや。

コスパとかいうやつはケチしかおらん。渋ちんばっかりや。

この事務長もオンナと飯行って今晩ヤらしてくれへんかったらコスパを考えて飯代ワリカンとかにするタチや。

勃ちはエエのにタチが悪い。

しかし、事務長はなんのために弁護士を厚生局の個別指導に呼んだんか、また今回の市の個別指導では呼ばないんか、考えたことがないんやろう。

仕事はデキるが考えることをしない。

「なあ、コスパとか言ってんともうちょっと脳みそ使ったらどないや。しょせん、弁護士は保険がわりや。今回は保険かけるほどでもないわ。どんだけ事故っても生活保護の患者を診れなくなるくらいや、それはそれでエエ思うとる」

「なるほど、よう分かりました。じゃあICレコーダーはどないしましょ*4」

なにがなるほどな、や。

ぜんぜん分かってないやないか。

*4　指導中の録音は何のためにするのか？……建前では「指導内容確認のため」と言われている。しかし、本質は違う。本当の狙いは「理不尽な指導をけん制するため」である。本来は懇談形式で行なわれるはずなのだが実態はそうでないときがある。特に弁護士が帯同していないときは効果が高いが地方によっては相手の心証を悪くしてしまい、かえって逆効果のときもある。

「あのなー、ワシをおちょくっとんのか。弁護士いらん言うたやないか」

この男はもしかしたら盗撮が趣味かもしれん。

去年の忘年会でワシの医院の猛者どもでおっぱいパブに行った。

お店のコはみんな20歳前後の若い女のコやのに、ワシについたコはファミコンのつぶれたBボタンみたいやった。

もっとええ乳のコおらんのか思って周りを見渡すと、時間ギリギリいっぱいまで威勢よく乳首を吸い続けていたのがこの事務長である。

よく医院のスタッフの女のコに「ぼくは草食系やから」とか言ってるけど、あれはうそや。毎晩、盗撮モノを観てムスコを弄ってたらどんな猛者でも草食系になるがな。

「録音するくらいやったら弁護士呼ぶわ、弁護士呼ばんと録音だけしてもしゃーないやんけ」

むかし別件で裁判所に録音したものを証拠として提出したことがある。

録音しただけのものは受け付けてくれないのでテープを文字に起こさないといけない。それがまた時間と金がかかる。その割には証拠として受け付けてくれなかったり、仮に受け付けてくれたとしても期待したほどの証拠能力がなかったりもした。

「分かりました、じゃあ録音の用意もやめておきます」

「ホンマやで、隠れてコソッと録音もなしやで。あんたは隠し事をすると目が泳ぐ。ワルさしてるのバレバレや」

「分かりました、隠れてもやめておきます。ところで患者の予約はどうしましょうか」

そこな、悩むな。ワシしょうもない個別指導ごときで予約に穴開けたくないしな。いつもここでスケベ心が出てしまう。

だからと言ってあとに予約があったらそれはそれで落ち着かん。善良な患者の目にワシらが市のチンピラどもをボロ雑巾にしてるの見られへんようにしとかなあんしな。

「予約はなしや。肉食お、鶴橋や」

個別指導1週間前

ちょうど12時に今から指導対象カルテのＦＡＸを送るとの電話が入りＦＡＸが届いた。見ると合計８人。そのうち４人が過去５年にまで遡らないといけないロングラン患者、混んだ治療をしているハードラン患者が２人、残りの２人はイージーだった。

でさっそく事務長とカルテの内容を精査すると、レントゲン写真や技工指示書・納品書も全て揃っており、全く問題ない感じだった。

「なんや、治療期間が長かったり混んだ治療があったりがあるけど、たいしたことあらへんな。あとは事務長頼んだで」

「院長、自費カルテはどないしましょ」

「事務長、あんたはバカか」

「えっ、ぼくですか、ぼくはアホやけどバカやありません」

いつもアホと言われているのでアホに対しては挨拶くらいにしか思ってない事務長も「バカ」に対しては少しムッとしている。大阪人は「バカ」には免疫がついていない。

「アホやけどバカやないってどういうことや、ワシは今あんたと漫才してる暇はないんや。

ワシは正直もんや。やけどバカ正直やあらへんわ。それやのに事務長は正直を超えてバカ正直になっとる。バカ正直は正直でも何でもないバカ野郎のこと言うんや、ワシはな、わざわざ役所のチンピラにパンツの中まで見せる趣味はあらへんわ。そんなもん見せびらかしたら脇が甘くなるだけや。ヘタしたら役所のおっさん連中に弄ばれるのに決まっとるやろ。オンナにモテへんからいうてそんな趣味は持たんでよろし」

「じゃあ、この自費カルテはどないしましょ[*5]」

「んなもん放っとけや、何が悲しゅうてチンピラどもに自費の分まで見せなあかんねん。自費ってのはワシと患者だけの契約や。役所のチンピラにそこまで言われる筋合いはないわ。別に混合診療や二重請求してるわけやないんやし」

「先生、ズル賢いですね」

＊5　相手の手持ちはレセプトのみである。自費診療はこちらから申告しない限り、相手はわからないものである。最近は幼稚な自費との二重請求などは誰もしない。しかし、善意で診療していたことが実は混合診療だった、などという歯科保険知識の不足のために生じてしまうことはよくある。もし、見せる必要がなければわざわざ見せることはない。脇が甘くなるだけである。

福祉第　　　号
平成　年　月　日

様

市福祉局生活福祉部
生活保護調査担当課長

生活保護法指定医療機関に対する個別指導の実施にかかる日程調整について（依頼）

平素は、生活保護法による医療扶助の実施にあたり、ご理解、ご協力を賜り、厚くお礼申しあげます。

さて今般、貴医療機関に対して生活保護法の規定に基づく（※別紙参照）個別指導を次のとおり実施したいと存じますので、ご多忙中のところ誠に恐縮ですが、ご協力賜りますようよろしくお願いいたします。

記

1　実施日
実施については、可能な限り貴医療機関の診療に支障のない日時で行いたいと考えておりますので、下記の実施予定日から、対応可能な日を選定していただき、平成　年　月　日（　）までに、本市担当者まで電話にてご連絡いただきますようお願いします。

なお、当日ご準備いただく書類等、詳細につきましては、実施日決定後に送付する実施通知に記載します。

<実施予定日>

平成　年　月　日（ ）、　日（ ）、　日（ ）、　日（ ）、　日（ ） ※いずれの日も午後１時から５時の間で概ね２時間程度の実施を予定しています。

2　内　容　　被保護者の医療給付（歯科）に関する事務及び診療状況等についての聞き取り

3　当日出席していただきたい方
・管理歯科医師
・事務担当者

4　実施場所　　貴医療機関

5　担　当　　市福祉局生活福祉部保護課医療グループ（　　　　　　）
担当者：
電話番号：

実際に送られてきたFAX。

（別紙）

○ 生活保護法（抜粋）

（医療機関の指定）
第４９条　厚生労働大臣は、国の開設した病院若しくは診療所又は薬局について、都道府県知事は、その他の病院若しくは診療所（これらに準ずるものとして政令で定めるものを含む。）又は薬局について、この法律による医療扶助のための医療を担当させる機関を指定する。

（指定医療機関の義務）
第５０条　第４９条の規定により指定を受けた医療機関（以下「指定医療機関」という。）は、厚生労働大臣の定めるところにより、懇切丁寧に被保護者の医療を担当しなければならない。
２　指定医療機関は、被保護者の医療について、厚生労働大臣又は都道府県知事の行う指導に従わなければならない。

生活保護法医療扶助運営要領「指定医療機関に対する指導」（抜粋）

(1)　目的
　指定医療機関に対する指導は、被保護者の処遇の向上と自立助長に資するため、法による医療の給付が適正に行なわれるよう制度の趣旨、医療扶助に関する事務取扱等の周知徹底を図ることを目的とすること。

（３）指導対象の選定
　指導は全ての指定医療機関を対象とするが、重点的かつ効率的な指導を行う観点から、指導形態に応じて次の基準を参考にして対象となる医療機関を一定の計画に基づいて選定すること。
イ　個別指導
（ア）厚生労働大臣又は都道府県知事が単独で行う指導
次に掲げる事項について、個別に内容審査をした上で、指定医療機関を選定すること。
ａ　社会保険診療報酬支払基金、実施機関、被保護者等から診療内容又は診療報酬の請求その他医療扶助の実施に関する情報の提供があり、個別指導が必要と認められた指定医療機関
ｂ　個別指導の結果、再度個別指導を行うことが必要と認められた指定医療機関又は個別指導において改善を求めたにもかかわらず、改善が認められない指定医療機関
ｃ　検査の結果、一定期間経過後に個別指導が必要と認められた指定医療機関
ｄ　社会保険診療報酬支払基金から提供される被保護者に係る診療報酬請求データ又は電子レセプトの分析結果等を活用して得られる指定医療機関の特徴（例えば請求全体に占める被保護者に関する請求割合が高い、被保護者以外と比較して被保護者の診療報酬明細書（調剤報酬明細書を含む。）の１件あたりの平均請求点数が高い、被保護者の県外受診の割合が高い等）を総合的に勘案し、個別に内容審査をした上で個別指導が必要と認められる指定医療機関
ｅ　その他、特に個別指導が必要と認められる指定医療機関

福祉第　　号
平成　年　月　日

様

生活保護法指定医療機関に対する個別指導の実施について（通知）

平素は、生活保護法による医療扶助の実施にあたり、ご理解、ご協力を賜り、厚くお礼申しあげます。

さて、このたび貴院におきまして、生活保護法の規定に基づく個別指導を実施したいと存じます。これは、被保護者の処遇の向上と自立助長、また、生活保護法による医療の給付が適正に行われるよう周知徹底を図ることを目的としておりますので、ご多忙中のところ恐縮ですがご協力いただきますようよろしくお願いいたします。

記

1．実施日時　平成　年　月　日（　）午後2時～（2時間程度）

2　実施場所　貴医療機関

3　内　容　被保護者の医療給付に関する事務及び診療状況等について

4　当日出席していただきたい方
・管理歯科医師
・事務担当者

5　当日準備をお願いしたい資料
同封の別紙対象者リストの診療録及び付属資料

6　担当職員　福祉局生活福祉部保護課職員　5名

7　担　当　福祉局生活福祉部保護課医療グループ
担当者：　電話番号

（別紙）

① 保存期間内の診療録（診療録と併せて保管しておくものを含む）

② 口腔内撮影をしたものすべて（X線フィルム、パノラマ、口腔内写真等）

③ 診療に関するもの（口腔アセスメント票、基本検査結果の分かるものなど）

④ 義歯及び補綴物に関するもの（技工指示書・納品書など）

⑤ 歯科衛生士の実地指導にかかる患者へ提供した情報提供書等

⑥ 管理計画書等患者への提供文書の控え

※ その他診療録に関連のあるもの（訪問診療時に歯科医師が記載している用紙など）があれば、必要に応じて準備してください

（①～⑥の必要対象者リスト）

	氏名	生年月日
1		
2		
3		
4		
5		
6		
7		

※順番に分かるようにしておいてください

※電子診療録及びデジタルレントゲン（パノラマ、デンタルとも）は複写してご用意ください

「ズルは余計や、賢いんや」

「先生の場合は賢いが余計でズルいんちゃいますか」

「太いのう、事務長は。気ぃつけてもの言えや。次は前歯がなくなるぞ」

「これ、ぼくの歯ちゃいますねん。差し歯ですねん」

事務長は話の引き際を知らないのでたまにイラっとくる。

「もうええわ、保険のカルテだけ5年分頼んだで」

事務長は「へっ」て顔している。多分ワシと事務長2人で用意するもんやと思ってたんやろう。

「あのなぁ、ワシは遊びに行くんやないど」

分かってますよと言いつつも手伝って欲しそうにしている。

「人手が足らんかったら女医に頼め、よろしいな、マドンナと一緒に仕事ができて。事務長が羨ましいわ」

この男はブサイク女とはようしゃべるくせにベッピン相手になると無口になる。

ムッツリだ。

そんなことを言いながら武田に連絡を入れる。

「もしもし、武田さんおるか。ワシ、重田歯科の重田や。え、武田さんでっか」

「ああ、今FAX見ましたで。8人って殺生やわ、せめて5人や」

「えっ、ムリ、んなケチなこと言わんと。じゃー6人でええわ」

「なに、それもアカン、冗談きついわ」

「分かった、分かった、もう4人にしとこ」

「えっ、そんな怒らんでもええやないか。大阪人やったらこんなん挨拶みたいなもんやないか」

この武田は冗談の通じないカタブツである。

「武田さん来週は5人でくるということでよろしいか」

「うちか、うちんとこも5人や、5対5でええやないか。ちなみにワシんとこは女1に男4や」

武田が怒っとるわ。しょーもないのう。

「ちなみにワシんとこ、ちょっとだけ狭いんやけどそんでよろしいか。すまんなぁ、ゲストに肩身の狭い思いさせて。その代わり暑い思うからお冷でも用意しとくわな。いらんの、水くさいなあ、ワシんとこ水はくさないで。え、そんなんばっかりよろしい、大丈夫や。ワシの愛想と水はタダやからお金とらへん。だから安心して来週お冷や飲みに来たらよろしいわ」

と言って電話を切った。

武田は冗談通じへんかたいやつや。

横で聞いていた事務長は心配そうに見てくる。

「なんや、また盗聴してたんか。ホンマその盗聴クセやめないずれは逮捕されるで」

事務長は愛想笑いもしなくなった。

「先生は怖いもんはないんですか」

「ワシ、ワシはな、夫婦喧嘩が怖いわ。殴られても蹴られても抵抗できんしな」

「先生、それで他の女に手出したら世話ありませんわ」

「事務長、ワシはいま、良い子ちゃんや。風俗にも行ってへん」

「そうですか、じゃあたまにはするんですか、ヨメさんと」

「あほ言え。ちんちん腐るやろ」

「ヨメさんに聞かせたいですわ」

事務長は絡みがいつもひつこい。

「ワシはあんなこと言いながら暑くて狭い部屋に5対5で個別指導受けれるようにセッティングしてたんや。これで市の5匹のチンピラどもを暑くて狭いスタッフルームに放りこむ段取りがついたってことや。事務長は蒸し風呂に水も飲まんと2時間もとぐろ巻いとれるか」

首を横に振っている。

「やろ、普通はムリや、やけどあいつらはするみたいや。市役所スピリッツのお手並み拝見と行こうか。これで来週楽しみが増えたで」

個別指導当日

前日の晩に当日参加者5人で鶴橋の焼肉を食べに行った。

そのときに各々ニンニクのホイル焼きを1玉ずつ食べてもらった。

鶴橋に行くという時点で兄貴はもうすでに分かっていたようだ。

さすがは兄貴、小さい時からイヤでも一緒におったらそうなるわな。

そしてワシの友達の腐れ元刑事もニヤリとして黙って食べていた。

女医にいたっては理由を言わなくても分かったみたいだ。

気合いを入れるために2皿も頼んで食べていた。

自分だけが猛者の中の紅一点なのに引け目を感じているのだろう、人一倍明日はヤル気みたいだ。女にしておくのが惜しい。

で1番アカンたれなのは事務長だ。

「先生、ぼくニンニク嫌いですねん」

なんやそれ、吸血鬼気取りかいな。

「みんな嫌いやけどガマンして食べとるんや、好きで食うとるやつなんか誰もおらんわ。女医見てみい、人一倍嫌いやのに2玉も食うとるで。事務長も2玉付いてるんやったらお代わりくらいしたらどないや」

こいつはこの前まで自称草食系とかほざいていたくせに、鶴橋に行くと肉ばっかり食って野菜は食わん。

「事務長はタダの肉やったらなんぼでも食うくせに口がへらんのう」

「知ってますか、ハラミて、肉やないんですよ」

自分の都合の悪い話は逸らしてくる。

「ハラミは横隔膜。内臓ですよ」

「事務長、あんたは賢い。くだらんこと喋らせたら大阪一や」

「まあええわ、こんなん食わんでも口が臭いか」

「僕んとこ奥歯にネコ死んでますねん。今度、先生奥歯にはさまってるネコ取り出してください」


で当日を迎えた。ワシの歯医者は朝からニンニク臭くなっている。

患者の予約を減らして正解だ。

そんな中ぞろぞろとうだつのあがらんチンピラどもがやって来た。

「先生、市の職員が来ましたけどどないしましょ」

「そやな、そういやスタッフルームは暖房入ってるんか」

「先生の言われた通り、暖房ガンガンに入れてます。蒸し風呂とかじゃないです、サウナですわ」

そらそうやろな、ただでさえ猛暑日が続いてんのにこんな日に暖房つけたらサウナにもなるわな。

「よっしゃ、じゃーチンピラどもを5分くらい放り込んどけ、その前にあいつらの名刺もしっかり貰うとくんやで[*6]」

事務長もオブサーバー気取りやけど、こういうときだけはウキウキしとる。

そしてなんかあったら知らんふりをする。

毎度ながらセコイ。

事務長が市のチンピラどもを案内し、帰ってきたときに5匹の内訳を聞いた。

「先生、5人のうち市の職員は2人だけですって」

なんやそれ。

「2人のうち、ホテルの支配人してますという感じの物腰の柔らかそうなんが武田です。で、女性の方でベッピンなほうがその部下みたいです」

市のチンピラどものなかにもベッピンさんがおるんかいな。

早よ行ってワシも見に行きたいのう。

「残りの3匹はなんや」

「残りは市の嘱託職員です。その嘱託のうち歯科医師は1人だけ、それも爺さんです。でデカイのとオカメちん子は歯医者でもなんでもない単なる嘱託や言うてました」

「オカメちん子ちゃうやろ、それを言うならオカチメンコやろ」

「オカメちん子でいいんですよ、先生。見たら分かります」

「ほうか、オカメも見るの楽しみやな」

「ちなみに事務長、嘱託ってなんや」

「先生、アレですわ、まあ派遣社員みたいなもんですわ。派遣社員の雇用主は派遣会社ですけど嘱託職員の雇用主は市になります。雇用主が違うだけですわ」

なんや派遣のくせに偉そうに指導してくさるんか。

＊6　厚生局の個別指導でもそうだし、個別指導に限った話だけでなく、このような交渉ごとにおいては相手はどのような人物かあらかじめ知っておく必要がある。また、名刺をもらったり相手の名前を聞くことで牽制する効果もある。

よっしゃ、じゃーお手並み拝見と行こうか。

でワシらもスタッフルームに入る。

暑い、暑いのう。

これ、ワシらもヤられる暑さや。

ワシらは暑さに耐えられるように事前に全身に保冷剤を巻きつけているが暑いのが勝る。

「あっつー、暑いでんな。今年の夏は特に暑いのう」

「ほんま、アツはナツいでわ」

まるでおもしろくない。

シロウトが西川のりおのギャグをマネしてもイラつくだけや。

事務長のルーツは和歌山と大阪の県境、和歌山県紀ノ川出身である。そのため大阪人の笑いのセンスがない。

にもかかわらず紀ノ川はぎりぎり大阪だと言い張り、大阪出身のシティーボーイ気取りでいる。そのうえ、自分は笑いのセンスがあると思っている。

そこもまた鼻に付く。

チンピラどもは愛想笑いもしてくれない。

おもしろくないのもあるが暑くて参っているのだろう。

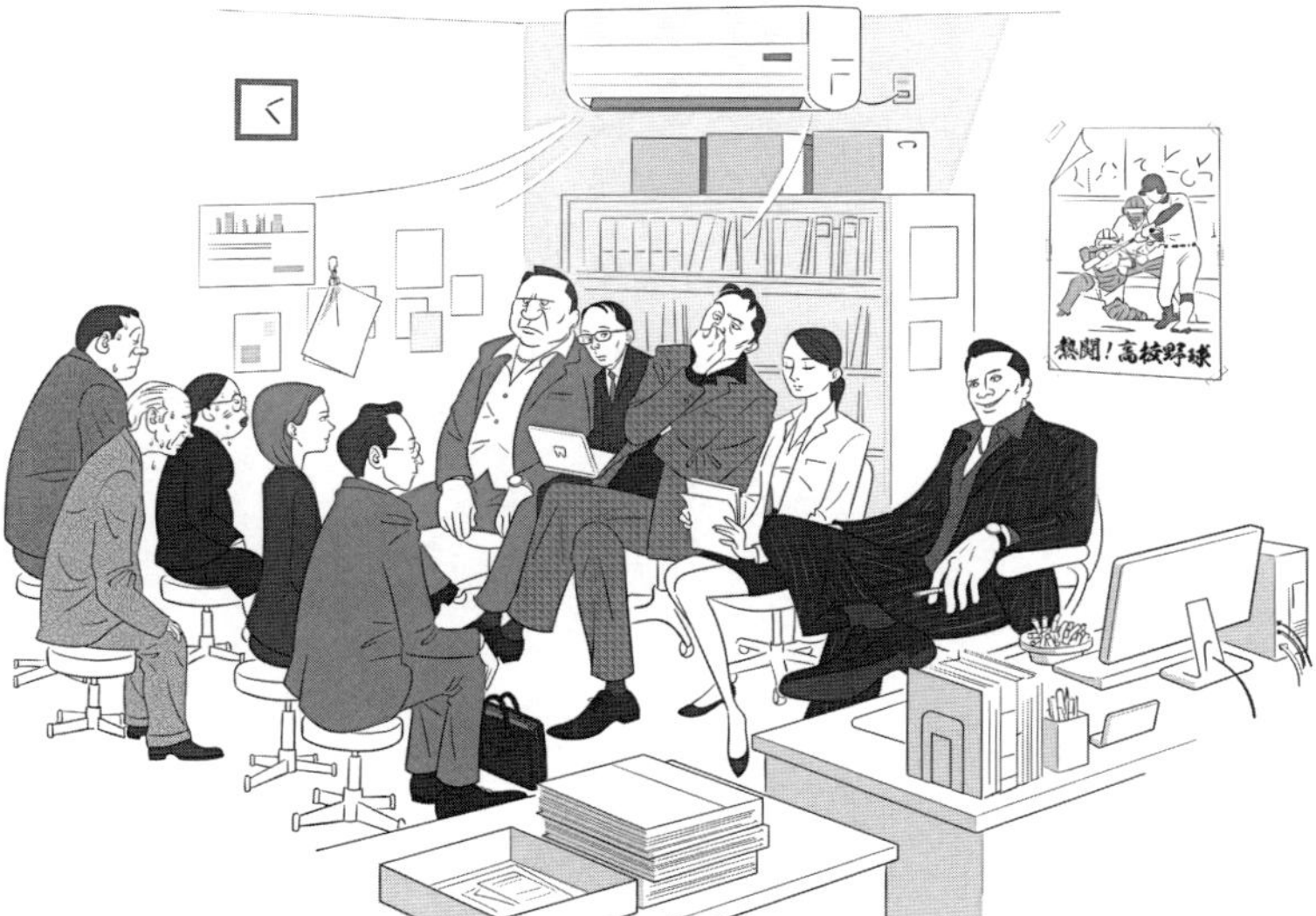
熱闘！高校野球

もっと参って熱中症にでもなればよろしいわ。

チンピラどもの難儀はワシにとっての幸せや。もっと参れ、もっと。

「なあ事務長、あんたは何でゲストが来とる言うのに扇風機の1つもつけへんのや」

事務長は「へっ」という顔をする。

そや、その顔。ええ顔しとる。

闘牛場の扉がバンと開いた瞬間の闘牛の顔をしとる。

スペインに旅行に行った時に闘牛を観に行った。

あの闘牛、扉が開くまで目隠しをされて暗闇のなかでジッと待たされる。

でいきなり扉が開くので、ビックリしてとりあえず訳のわからんまま走って行き、闘牛士にブスーっと刺されてしまうとツアーガイドがおもしろおかしく言っていたのを思い出した。

今の事務長の顔はまさしくその刺される前の牛の顔や。

ええ顔しとるわ。

というのも事務長は先に打ち合わせをすると演技がクサくなる。

ドラマで言うたら何回でもNG出すくらいのノリや。

B級ドラマも出してくれへんやろ。

一緒にいるとワシらも恥ずかしい時があるから最近は打ち合わせなしでいく。

そのほうが自然な感じが出ててエエ。

扇風機を回すと熱風がオカメに直撃する。

するとウッと顔をしかめる。

おもろい。なんちゅー顔や、事務長がオカメちん子言うてた意味がよく分かった。

ブサイクのくせに本人はそれを自覚していない。

あんぱんみたいな顔しとるくせにおしゃれ気取りでいるがそれがまた鼻に付く。メガネには気を使うくせに、口の周りのうぶヒゲは処理されていない。そのうえスーツはシワが入っていて毛玉がついている。

イジメられる要素満点である。

ワシこういうの見るとムズムズするわ。

もっと苦しめ。

そんなことを思いつつ、ワシらも5人座るとかなりキツイ。

特に腐れ元刑事は体がゴツいから横に居られるだけでしんどくなる。

この腐れ元刑事は柔道で耳が完全に潰れて餃子耳になっている。

お尻と太ももが異様に太く、ズボンがパツパツや。

事務長も1回こいつに道場に連れて行かれたらエエわ。

おまえは腐れ刑事の横に行けや。と事務長は兄貴と腐れ元刑事の間に挟まれる。

かなり窮屈そうだ。

オブザーバー気取りでおるからこないなるんや。

ワシは女医の横や。

女医は昨日ニンニク2玉も食いおったがええ香ばしい匂いがする。

女医のはニンニクやなしにガーリックの香りや。

同じもん食べてもそのように匂ってくるのはベッピンの特権やのう。

狭い部屋に昨日ニンニクを食った5人が入ると、一気にニンニク臭に染まった。

チンピラどもがしかめ面をする。

市のベッピンにまでつらい思いをさせてしもたか。

オカメはともかくベッピンさんにつらい思いさせるのは不本意やのう。罪なオトコの仲間入りや。

そんなことを思っていると、武田が指導に当たる前にお互いの自己紹介をすると言い始めた。

なんや合コンみたいや。

相手が市のチンピラどもじゃなしに綺麗どころやったらどんなにええもんか。

武田とベッピン以外はどいつもこいつも風采の上がらんやつばっかりや。

1番ヨレヨレのシャツを着たやつが歯医者という紹介を受けた。

こいつの服はダサすぎて中国人観光客や思うたやないか。

わたし1回開業したけど借金まみれで医院たたみました。って顔しとる。

さみしいのう。ヨゴレといえども同業者が堕ちてしもて役所の人間にアゴでこき使われるのは。

「今から指導を始めていきたいと思います。いくつか質問していきますがその間にご用意していただいたカルテを見させていただいてもよろしいでしょうか」

「ええよ」

ここでイヤと言ったらどないなるんや、と毎回指導を受けるたんびに思う。

すると武田とベッピンがカルテを派遣のチンピラどもに回していった。

「ちょっと待てや。カルテ見るんは歯医者だけちゃうんか、厚生局の個別指導のときは歯医者の免許持っとる技官だけしかカルテ見てなかったで」

武田が首尾よく対応してくる。

こいつは何度もこういうのをこなしてるんやろ。

確かに事務長の言うとおり物腰が柔らかい。

「先生のおっしゃるとおりですね。安心してください。個人情報保護法の第三者提供により、保険医が同法違反に問われることはありませんよ。*7 これは厚生局であろうが市であろうが管轄が違っても適用されるのでご心配は要りません」

「わたしの説明不足で先生に要らぬご心配おかけしました」

厚生局とは違い高圧的な態度ではなく柔軟に対応してくる。

しかし生活保護はなんやカルテまで派遣社員に見られるかいな。

人の懐覗く暇あったら、自分の頭の蝿を追えや。

ホンマ役所のお世話になるとパンツの中まで見られるとは世話ないのう。

ここで武田の部下のベッピンが色々と質問してくる。

アンケート用紙みたいなのに質問事項の雛形があって、ベッピンがたどたどしくそれを棒読みし質問してくさる。

ほとんど大した内容ではないので事務長がその質問に対応していく。

具体的には医院にチェアーが何台あるんやとかドクターは何人いるのか、衛生士は、助手は、と細かく人数を聞いてくる。

また取引技工所なども聞かれたがほとんど大したことを聞いてこない。

こっちがイレギュラーな質問をベッピンにすると武田がフォローする。

このベッピンは大学出て社会人1年生みたいな感じや、まだションベン臭いが磨けば綺麗になる感じや。

ひと通り質問事項が終わったら派遣や腐れ歯医者もカルテをひと通り見たんやろう。武田が今からカルテの内容について色々と質問したいと言い出した。

ここからが本番やな。

＊7　個別指導時において行政にカルテ開示をしてもよいのか？　結論から言うとカルテを閲覧しないと始まらない。法的には見せる必要はないとある。だからと言って一開業医が行政相手に閲覧拒否が実際にできるか？と言われれば、できない。カルテを見せる見せないで押し問答をするよりも見せるものは見せてさっさと終わらせたほうが賢明である。よっぽどの革命家でない限り、一開業医はお上に逆らうのはやめておいたほうが良い。

解説……市役所個別指導

●生活保護個別指導とは

市町村が医療扶助指定医療機関（生活保護を診療している歯科医院）に対して行なう行政指導になる。

ここで注意しないといけないのは、生活保護の患者とそれ以外では、指導にあたる管轄が違うということだ。

基本的には、

市町村…生活保護

厚生局…生活保護以外

となる。

ちなみに併用の生活保護は厚生局の個別指導対象患者になるので注意が必要である。

●生活保護個別指導の選定方法は

①被保護者の請求割合…全レセプト枚数に占める生活保護患者の割合が多ければ多いほ

ど選定対象になりやすくなる。個別指導時に市役所の人の話を聞くと大体3割以上から選定対象になると言っていた。

②レセプト1件当たりの点数…生活保護とそれ以外のレセプト平均点数が大体1・2〜1・4倍くらいが妥当なところである。これ以上になると選定対象になりやすくなる。

③被保護者の県外受診の割合…生活保護患者はどこの歯科医院で受診してもかまわないが、基本的には同じ市区町村で受診するのが一般的となる。それが市区町村を超えて受診している人の割合が増えればやはり選定対象になる。

これら3点を総合的に判断し選定されることになる。それ以外にも通報があった場合は、優先して選定される。

●個別指導の担当者とは

市町村が主催するので基本的には市の担当職員及び非常勤嘱託職員（医師・医療事務

科医院に来る。

等）が担当する。

市職員が2名、嘱託職員が2～3名（ここに歯科医師が含まれる）の計5人ほどで歯

●指導カルテ

指導カルテは8名くらい選定され、個別指導の1週間前に通知される。

ここで注意しないといけないのは市が指導者でもあり、保険者でもあるということである。

保険者は過去5年分のレセプトが手元にあるので、カルテの保存期限である5年分はきちんと用意しておく必要がある。

また生活保護患者には各々にケースワーカーという職員が付いている。そのため、市はケースワーカーからあらかじめ情報収集を行ない、下調べをしているものだという認識でいておく必要がある。

●指導の流れ

まず初めにある程度、基本的で事務的な内容を聞かれることになる。

これを聞くのは市の職員。アンケート形式で機械的に歯科医師や衛生士、そして助手の数、取引技工所などについて聞かれる。

その間に嘱託職員が指導カルテを閲覧していく形式になる。

もちろん歯科医師でない嘱託職員もカルテを閲覧するが、これに対して患者の秘密保持を理由にカルテの閲覧拒否はできない。

カルテの内容に対しては嘱託職員の歯科医師以外からも質問を受け付けることになる。

●指導の内容

厚生局の個別指導と市のそれとでは着眼ポイントが異なる。

厚生局の個別指導では、カルテの内容から治療の流れやカルテ記載内容が青本どおりでなければ、そこで指導を受けることになる。また、カルテ記載がきちんと行われているのかがメインの指導項目である。

市はどちらかと言えば本当にその処置を行っているのか、レントゲン写真をよく見ながらカルテの内容と辻褄が合っているかどうかを中心に見てくる。

そのため、カルテ記載に関してはあまり厳しくは突っ込まれない。

●指導者

厚生局は基本的には技官（歯科医師）が中心に指導をしてくる

それに対して市は嘱託職員（歯科医師ではない者も含めて）指導にあたる。

技官の場合はしっかり追い込んでズバッと痛いところを突いてきたり、逃げられないようにしてから揚げ足を確実に取るようなキレキレの質問をしてくる。

それに対して市の嘱託職員は歯科医師でない者も含めて質問してくる。そのため質問内容が甘かったり、脇の甘い質問をしてくることも多い。きちんと指導前に青本を熟読していれば充分に対応できる。

●個別指導の結果

基本的には指摘事項に対しては返還金を請求されることになる。

またあまりにもひどい場合には指定取消処分もある。

ブリッジ除去

「それでは基本的な質問事項が終わりましたので、今からカルテの内容について質問させていただいてよろしいでしょうか」

武田は物腰が柔らかいが、イヤとは言わせない雰囲気をかもし出している。

ええで、と言うと開口一番、オカメがベラベラ質問してくさった。

なんやコイツ。歯医者でもないくせにワシに意見してくさりおって。

ブーッ……。

おう！　ナ〜イス！

ブサイクが質問している最中に兄貴が屁をこぐ。

昨日肉を食ったので屁が臭い。

臭いのう。兄弟の屁とはいえサウナのような暑い中で屁をこがれるとクサくて堪らんわ。

ブサイクは一瞬質問を停め、兄貴をキッと睨むが兄貴はへらへら笑ってる。

そしてまた質問を続けようとした時に次は腐れ元刑事が屁をこぐ。

ブーーー。

長いのう。と思った瞬間兄貴のとは比べもんにならんくらいクサイ屁が漂ってきた。

さすがは腐れや。生活習慣の乱れた中年のおっさんの屁は格別にくさい。

このおっさん現役時代に極道とやり合って腹を刺されたことがある。もしかしたらまだあの傷治ってないんちゃうか、腸の腐った匂いがする。

「うるさいっ」

オカメがキレた。

おもろい。うるさいやて。クサイって言って怒るんやったらまだしもうるさいやって。

失笑が起きる。

みんな笑いを堪えることができなかったんやろう。

「うるさいって何ですのん。まだ、だーれも喋ってませんで」

ニヤニヤしながら腐れ元刑事が言う。

「さっきからプープー失礼じゃないですか」

「おー怖っ、プープーちゃうで。ブーブーや」

この腐れ元刑事は調子に乗るところがある。

まだ事務長みたいに、オブサーバー気取りでおとなしくしてくれるほうが、マシな気がしてきた。

「ブーブーもプープーもどっちでもいいですっ。クサイっ、クサイじゃないですかっ」

あはは、このオカメはイキが良いのう。ワシこんなヒステリック女嫌いじゃないで。

「ボクだってね、冗談で屁をこいてないんですよ。真面目にしてるんですよ。ボクが真面目に取り組んでるのに何でそんなに怒るんですか。屁はごく当たり前な自然現象ですで。今日も健康でよろしいわ」

いや、怒るやろ。サウナみたいな暑いところに放り込まれたと思ったら、こんなクサイ屁を何発も食らうんやから。

で、ええ年こいだおっさんがなんで「ボク」やねん。ふざけるのもええ加減にせなあかんでこれ。

このおっさんは完全に調子に乗っている。

そやそや、思い出したわ。

ワシも昔このおっさんと一緒に警察辞めさせられたとき、一緒に仕事しようと誘われたことがある。

このおっさんは仕事はできるがこういうイチビったことをする。

途中でやめときゃ良いのに、とことん相手を怒らしてしまうことが多々あった。

自分の機嫌が悪かったら極道をわざわざ怒らして、文句を言ってきたらボロ雑巾に仕上げる。

こういうのが極道内でも知れ渡っているので、この腐れ刑事は極道にすら相手にされなくなっていた。

そして要領かまして仕事もよくサボる。断わって正解や。

このおっさんはもう一回くらい刺されたらええわ。

「まあまあ、それよりも質問を続けましょうか」

武田がたしなめてオカメに質問するよう促す。

オカメは武田に言われたら仕方ないという感じで質問を続ける。

「これ、この日にブリッジを除去していますね。で翌日にパノラマを撮影していますがそのパノラマを見ると除去したはずのブリッジが写っています。本当に除去したんですか」

なんやそれ、脇の甘い質問してくさりおって。これやからどシロートはワシ好きやないんや。

厚生局の技官はもっとキビキビのきっつい質問してきたで。

技官の質問が懐かしいのう。

「あーしたで」

オカメは気が強い。小さいときにみんなからイジメられたんやろう。

イジメられるのが慣れている感じがある。

「じゃーなんで除去したブリッジがパノラマに写ってるんですか」

「はあ、ちょっと待てや。お前はこのパノラマ見てなんでそれがブリッジって分かるんや」

オカメが黙る。

「なんや、だんまりかいな。武田さん、これやからワシはどシロートにカルテ見られんの嫌やったんや、こんなどシロートがカルテやレントゲン見ても分かるわけないやないか。歯医者でもないのにエラそーにカルテ見てくさりおってからに」

「お前はのう、カルテ見るより先に鏡でも見たらどないや」

クスクス失笑がおきるとオカメが鼻をすすった。あとちょっとで泣きそうや。

そや、泣け泣け。あと少しでコイツは使いもんにならんようになるで。

オカメが弱ったのを確認して事務長がイチビってきた。

「先生、ふんじばって、便器に顔突っ込みますか」

するとオカメが事務長をキッと睨む。

コイツはいつも最後のトドメを刺したがる。悪いくせや。

あともう少しで泣きのツラを拝むことができたのに、事務長のせいでオジャンになってしもたやないか。

「もうええ、ワシはな女のコを泣かすのは趣味やない。ワシも罪な男やのう」

場がしらける。

なんやこのしらけようは。

元はと言えば事務長が最後にスベったのに、なんでワシがこんな目にあわなあかんねや。

「ところで武田さん、ワシこんなどシロート相手に質疑応答するのはアホらしてやってられんわ。そこの歯医者に質問させるようにしてもらえへんか」

武田も納得してうなずく。

で、代打でヨゴレ歯医者から先ほどの質問が来る。

「先生、このパノラマを見ますとブリッジ除去したようには見えませんが、実際はどうなんですか」

なんでワシがこんなヨレヨレの汚れた爺さんに指導を受けなあかんねや。

これはこれで腹が立ってきた。

「なんや、さっきの話聞いてなかったんか。除去した言うとるやろ。何をあんたはボサッとしとるんや、暑くて脳みそ溶けとんのか。だから派遣に成り下がったうえに役所の人間にアゴで使われるようになるんや」

ヨゴレ歯医者は顔を赤くしている。

なんや図星かいな。

「じゃあ、なんでパノラマに除去したはずのブリッジが写っているんですか」

コイツ、もしかしてアホやのうてボケとるかもしれんな。

「なあ、武田さん大丈夫か、こんなん連れてきて。この歯医者の爺さんまだボケてないんやな、今度からこの爺やなしにもうちょい若いの連れてこんと、個別指導受けるほうも堪らんで」

武田も困った顔してこっちを見ている。

「だーかーらー、なんでこれ見て除去したブリッジやって分かるんや。先にそれを答えろや」

「ああ、すいませんでした。ブリッジと思われる不透過像が確認できますが、これは何でしょうか」

「これはあんたの言うとおり除去したブリッジや。だから何や」

ヨゴレ歯医者は使われっぱなしの人生なんやろう。パッとしない。

するとさっきのオカメがいちびって横から入り込んできた。

「カルテにブリッジ除去と書いてあるのに、除去したブリッジがパノラマに写ってたらおかしいやないですかっ」

このオカメはこの指導が終わったら1度お仕置きが必要や。

「なあ、そこの。誰がワシに喋ってこいと言ってきたんや。さっきの武田の話聞こえんかったんか。あんまりハネとったら脳味噌にトンネル掘ってよう聞こえるようにしたるで。ワシの職業は一応はドリル使いや。穴掘るのはプロ級やで」

オカメが黙る。

でヨゴレ歯医者がまた代弁する。

「除去したはずのブリッジがパノラマに写っているのはなぜでしょうか」

「なんでって除去したのをテックの代わりに使ったんや。そらパノラマに写って当然やわなあ。だからどないした言うんや」

オカメが悔しそうな顔をしながらヨゴレにボソボソ言っている。

脳みそに穴開けられるんが一応は怖いみたいや。

スポンジ頭のくせに一丁前にビビっているのも、それはそれで何となしに腹が立つ。

で、ヨゴレがまた代弁して言い返してきた。

「じゃあこれは後にブリッジを新製するために印象していますが、その時にリテーナーを算定していますね。それはいかがでしょうか」

しょーもな。

このヨゴレ歯医者は自分で考える頭を持ち合わせておらんのか。

派遣の言うことをそのまま鵜呑みにして質問してくさる。

「なあ、センセ。その質問、自分で言っててバカバカしいと思わんか」

チラッと見るとオカメが睨んでいる。

ヨゴレ歯医者はどう返事していいかわからない感じだ。

「なんや、あんたは長年アゴでこき使われてきたから、自分の思っていることも返事できんようになってしもたんか」

哀れやのう。

顔は赤くするもののこのヨゴレ歯医者は自分が侮辱されていても、どのように怒りを表現して良いのかわからない感じだ。

家でもヨメさんに尻にひかれてるんやろう。

まあそこに関してはワシも人のことは言われへんな。

同情を感じる。

「で、どっちなんや、バカバカしい質問なんか、それともええ質問や思うとるんか」

「……」

「なんやこのセンセ、バグってしもうて喋らんようになってしもたで、武田さん」

「先生、あんまり侮辱はやめてもらえますか。このままでは個別指導を一時中断せざるをえなくなりますよ」

あかん、あかん。何べんもこんな個別指導に付き合ってられんわ。

個別指導を中断するということはなんや、監査に移行するって言うてるんか。

ホンマこの武田いう古狸だけは食えん。

「まあ、ここは武田さんの顔立ててワシらもあんまり無茶言うのやめとくわ。まあお互い懇談形式で建設的に話しよか」

すると事務長がよう言うわみたいな顔でワシを見てきた。

なんや、元はと言えば事務長が一線を超えなければこんなことにならんかったのに、知らん顔しくさりおって。

いや、知らん顔ならまだしもこの男は今ワシを非難した目で見おったな。

こいつは個別指導のどこかで辱めにあわさなあかんな。

そんなことを思っているとヨゴレ歯医者がいちびってきた。

コイツはワシがなんも言わないと分かると調子にのるタイプか。

いわゆる強いものには弱いけど弱いものには強いタイプや。

ワシと同じやないか。

「で、先ほどの質問に移りますがリテーナーを算定されていますが、これはこの除去したブリッジをリテーナーとして算定しているのでしょうか」

実際のところそんな大昔のことは忘れてしまっている。

しかしブリッジの形成印象したあとは、いつもペーペーの歯医者にリテーナーをつくらせているから、実態どおりや。

「ワシはなリテーナーはいつも作っとるで。カルテどおりや。ちなみにな、除去したブリッジを調整してそれをリテーナーとして算定しても別にええやないか、あかんのか」

「どっちや、言うてみ」

すると腐れ歯医者はボソボソとあかんことないと言った。

オカメに目をやると悔しそうな顔をしとる。

どシロートにはまだワシに質問するのは100万年早いんじゃ。

顔整形して出直してこい。

と言いたいがまあやめといたろ。

解説……ブリッジ除去

市役所の個別指導と厚生局のそれは何が違うのか？

患者窓口負担のある患者さんの不正請求は、システム上できないようになっている。そのため、厚生局の個別指導ではよっぽど悪いことをしていない限り、カルテ記載を中心に見られカルテ記載不備からの細々とした不当請求で返還金を迫られることが多い。

それに対して市役所のそれでは、患者窓口負担がない以上、不正請求の温床になってしまいやすい。

そして、カルテ記載不備とか細々したことよりも、実際に治療を行なっているのか、否なのか、パノラマやデンタルを中心に調べ架空請求を疑われる。

例えば補綴物を入れたら、それなりの不透過像がパノラマ上に写っておく必要がある。

このようにカルテの流れとパノラマが一致しているかを中心に調べてくる。

もし、これに不一致が見られたら架空請求を疑われることになる。

それも相手は過去5年に遡ってカルテの記載通りにパノラマは一致しているか、とチェックしてくる。

きちんと診療していても診療の流れとパノラマの不一致はよくある。

具体的には、クラウンやブリッジのような補綴物を装着してパノラマ撮影をすると必ずそのような不透過像が見られるが、なんらかの影響でそうならない場合もある。

あるいは、セットしたあとに脱離し脱離した補綴物をなくしてしまったり、仮着してみたが痛みが出たために一時的にテックに置き換えて経過観察することもある。

このようなイレギュラーなことが起こり、カルテの内容とパノラマに不一致が見られると「架空請求」を疑ってくる。

その架空請求の疑惑を解消するには2点ある。

1つは辻褄が合わなくなってしまった場合、それなりの理由をきちんとカルテに記載しておく。

もう1つは技工指示書・納品書を必ず用意しておく。

架空請求を疑われたとき、カルテ記載も技工指示書・納品書がなければどうしようもない。

そのため、指導準備としてはカルテとパノラマを突合させて辻褄が合うか、もし合わないのならきちんと説明できるだけの担保はあるのかを調べておく必要がある。

補管

次はもう1人のデカイ派遣からの質問。

コイツは体がデカイわりには大人しい。ウドと一緒やないか。

まあこういうときは大人しいしてるのが一番エエと、ウドもよう分かっとんねやろう。

でヨゴレ歯医者に代弁してもらう。

「先生、この患者ジャスト2年でまた全てのブリッジやクラウンを除去しておりますね。図ったかのように。どうしてですか」

このヨゴレの言い方は癇にさわる。

「あのなあ、図ったかのようにってなんや、どこかの誰かさんみたいにバカの一つ覚えみたいになんも考えやんとセットしたクラウンを除去するやつはおらんわ。補管も切れてないのにやで、クラウンを除去するアホな歯医者は開業医にはおらんで。それともセンセはあれか、んなことも確認せんとアホみたいにはずしたんやな。だから医院を潰すことになるんや」

ヨゴレ歯医者は顔を赤くして、

「先生、さっきから私のこと、開業してあかんかったから市役所に勤めてるみたいなこと言ってますがねえ、私は開業したことはありません」

そらそやで。

「貫目が足らんわな、開業すらできへん感じや。ワシが銀行やったら間違ってもこんなやつにはカネ貸さんで。今みたいに市役所の派遣社員として、せいぜい公務員にでもアゴでこき使われた余生を過ごすんやな」

ヨゴレ歯医者は悔しいみたいだが図星なんやろう。何も言い返せないでいる。

「あのなあ、図ったようにとか言うけどな、図っとるわ。そんなこと当たり前じゃ。ちなみに補管が切れてからモノを除去して何が悪いんじゃ。補管効いとるのにやで、除去してそれを請求かけてたら文句の1つも言われてもしゃーないわ。今回はキチンと補管きれたの確認してから治療しとるわ。それをゴチャゴチャ言われたら世話ないで。それも癇にさわる言い方してくさりおって。もうちょっとそのスポンジ頭でも考えたら分かるやろが、それをどシロートに言われたからってそのままバカの1つ覚えに言うとったらなんや、ファービー人形でもええやないか」

ファービー人形はちょっと古いか。スべってもたな。

部屋が暑いのもあるかもしれない。

すると今回は武田じゃなしに、部下のベッピンさんが応戦してきた。

「いやいや、そういうことじゃなしに、２年に１回補綴を除去していますがなんでかと思っただけです」

なんやこの女は。ちょっとベッピンやと思ってたら調子乗ってきおったで。

ぴ〜。

女医が屁をこいだ。

お互い自分がベッピンであると自覚しているのもあるんやろう。

そして女医はこのベッピンがシャクなんやろう。

その時、今までにないくらいクサイ屁が漂ってきた。

尋常じゃない。

綺麗な顔から出たとは思えないくらいの屁だ。

まだ腐れ元刑事のほうがマシやと思える。

以前、ワシがコンビニのおにぎりを食べていると女医が来て、「先生、コンビニのおにぎりは食品添加物いっぱいで体に害ですよ」と言ってきたことがある。

「私はそんなん食べたら体にじんましんが出るので、オーガニック食品しか食べないんですよ」と言ってきた。

あれはウソや。

オーガニック食品しか食べてない人間から、こんなクサイ屁が出るわけがない。

この女医は周りの人間に自分はオーガニック食品を食べていると言って回ることで自慢したいだけなのだ。

なんの自慢にもなってないが……。

周りの見えるところではオーガニック食品を食べているかもしれないが、陰ではジャンキーなもんも食っている。うまい棒あたりちゃうか、いや巧い棒かもしれんな。

となるとオーガニックやなしにオーガニズムの聞き間違いか。

それやったら合点がいく。

そやそや、絶対そや。この女医はオーガニズムをむさぼってたんか。

よろしいのう。ワシ1人でオーガニズムしてんのヨメにでもバレたらエライ目に遭うわ。

独身はよろしいな、好きなだけオーガニズムできて。

小林よしのりがゴーマニズム宣言しとったけど、この女医はみんなにオーガニズム宣言しとったんや。

ということはあの時顔をエラい赤くしてたのも納得がいく。

この前や。親知らず抜く時に浸麻をたくさんしたにも関わらず、なかなか麻酔が効かないと女医から申し出があった。その時にワシが、じゃあ伝麻したらええやないか、と言うとビックリしとったけど、この女医は伝麻と電マを間違えたんやろ。どエラい恥ずかしそうにしとった。

……この女医、あの患者に電マしてへんやろうな。

急に心配になってきた。

そんな心配をよそに女医がベッピンに応戦する。

「カルテちゃんと見てくれましたか、病名欄にも書いてある通り、この人冠不適合やったんですよ。不適合なものを除去して何が悪いんですか、もしかしたら生活保護を受けてる人は冠不適合でもそのまま放っておけとでも言うんですか、だから素人は嫌なんですよね」

向こうのベッピンも、女医に屁をこがれたうえに嫌みを言われたらおもしろくないんやろう。キツイ目で睨んでくる。

ここで武田が止めにはいる。

「2年おきに補綴物を除去する理由は冠不適合だったということですね、分かりました。ご回答ありがとうございます。時間も押していますので次の質問に移りましょう」

ハンカチで顔を拭いながら次へ促す。

この武田のおっさんは暑くてなのかヒヤヒヤしてなのか、どういうつもりでハンカチを出しているのかわからない。

この武田のおっさんも部下の取り扱いに苦労している感じがある。

解説……補管

補管は必ずと言っていいほど見てくる。

厚生局では2年まで遡って見られることはない。

厚生局で補綴関係で言われるとしたら、カルテの記載通りに技工指示書があるのか、技工指示書通りに納品書があるのか、補診できちんとカルテ記載ができているのか、補管の紙の記載事項が満たしているのかなど、どちらかと言うと本質からずれた指導ばかりである。

そのため補管期限中の補綴物の再作製について指導されることはまずない。

しかし、市役所のそれではそこまで遡ってみられる。

彼らは保険者でもあるので過去5年分のレセプトは資料として持っている。

ここは厚生局と比べると恐ろしいところでもある。

補管は2年間補綴物を維持しないといけないという点数である。

よくクラウンやブリッジなどの補綴物をセットしたあと、痛みが出てしまうことがある。

どんな開業医の先生でも、補綴されている歯の痛みが出ている場合、まず調べるのは

「うちでセットしたものかどうか」もし、うちでセットしたものなら「いつセットしたものなのか」をカルテで調べてから治療方針を立てる。

もし、補管期間中なら「補綴物をどのようにして」治療をするのか。

例えば補管が切れるまでけっこうな期間があるのなら、赤字覚悟で補綴物を外して治療が必要になるケースもある。

しかし、あとちょっとという期間なら咬合調整や投薬で逃げながら指折り補管期限が切れるのを待つということもある。

このように開業医なら全体的な流れをみながら治療方針を決める。

にも関わらず、市役所の個別指導では2年キッカシに補綴物を外すと作為的にやっているのではと疑われる。

もちろん補管期限をみながらどのように治療方針を立てるかは、開業医なら誰でも日常的に行なっている。

それを作為的と言われたらどうしようもない。

補管期限が切れていないにも関わらず再度、補綴物を作製してそれを保険請求しているのなら問題ではあるがそうでない限り診療方針について「作為的」とか「意図的」とか言われる筋合いはない。

架空診療の疑義

次はヨゴレの爺が自ら気になったことを質問してくる。

「この歯、感染根管治療を算定されていますよね。根充して以来その後は何も治療されていません。しかしそれ以降のパノラマを見ますとすでに補綴物が入って治療が完了したようにも伺えます。この歯は本当に治療されたのでしょうか」

なんやこのヨゴレ。

ワシ治療したこと自体を疑っとるんか。

このヨゴレはこの指導が終わったら何かしら教育が必要やな。

「ちょっと待てや、架空請求をしとるとでも言いたいんか」

このヨゴレはなんや、ハメ師ぶりたいんか。

ハメ師にこんなユルいやつはおらん。

まあワシもこのヨゴレにはだいぶ言うたったから、きっちりカタにはめたい思うとるんやろ。

しかしワシもこんなアマちゃんにちょっかいかけられるとは、安う見られたもんや。

「そんなんは言ってません。ただ、根充までしかしていないのにもかかわらずレントゲン写真上では補綴物が確認できます。自然な流れでいきますと本当に感染根管治療を行なったのか、って言うかそもそも本当に補綴物を除去しているのか、と思われても仕方がないとは思いますがいかがでしょうか」

なにが「いかがでしょうか」やねん、脇が甘いくせに。

このヨゴレはどこまでも強気だ。

「実際のところどうなんですか」

人のことをここまで盗っ人よばわりするということは大したもんや。

ここまで言うといてイモひくなよ。

「これやけどな、支台築造からは自費や。そら保険のカルテに自費のことは書かれへんわな。ほら見てみ。これが自費の承諾書や」

ヨゴレ歯医者の顔が歪む。

するとベッピンが応戦してくる。

「なぜ生活保護の患者が、高額な自費診療を受けるだけのお金を持っていたのですか」

「知るか、んなもん。ワシは人の懐まで見るような下品なマネはせえへんからな。ねえちゃんベッピンさんのわりには趣味が悪いで。もしかしてあれか、婚活パーテーでも男を初めに見るのは年収かいな。初めて会うた人でも遠慮せずに『年収ナンボですのん』、言うて聞くんやろ。でも大丈夫や、ええスペックもったやつからはお声がかからんわ。そいつら相手にするような貫目が足らんわ」

ベッピンが悔しそうな顔をしてくる。

「でもおかしいやないですか、そんな大金を支払えるのが」

このベッピンは調子のりすぎや。

「なあ、ねえちゃん。あんまりいちびってたらこのきれいな顔が破れ提灯みたいに腫れあがるで。前歯がみんな折れて、一生、差し歯や。女の顔面骨折は元どおりに整形できんのやぞ」

ベッピンの目に涙が浮かぶ。

なんやここで必殺の女の涙かいな。

そんな武器は横の事務長くらいにしか効きおらへんわ。

泣け、泣け、ここで泣いたらお前は役者や。

「謝ってもらえますか」

女医が好戦的に言う。

バカ、放ってたら勝手に泣きよるのに女医がけしかける。

「生活保護やからって自費はアカンって差別しましたよね。ちゃんと謝罪してもらえますか」

女はあかん。すぐヒスを起こしよる。ベッピンの泣きの姿をもうあとちょっとで拝むことができたのに、オジャンになってしもたやないか。

ベッピンも戦闘態勢になり一瞬で涙がなくなった。なんやあれは、一瞬で泣いたり怒ったりとこの女は芸達者やのう。

「なんも差別しておりません」

またベッピンと女医のバトルかいな。

「したやないですか。それにね、はじめは架空請求も疑っといてですよ。それが晴れたと思ったら次は自費診療のお金の出どころを聞いてきて私は気が悪いですわ」

よう言うた。この女医はやっぱりダボハゼや。

「そうですか、もし気を悪くしとったらごめんなさいね」

ベッピンが涼しげな顔して言う。この部屋はムンムンでたまらんのに、ようこんな顔できるわ。

「もうここらへんでストップやで、何でもかんでもやり過ぎはあかん。追い込んでも逃げ道作ったらんと窮鼠猫噛みや」

女医に制止するように言うが、ヒスが収まらず言うこと聞きおらへん。

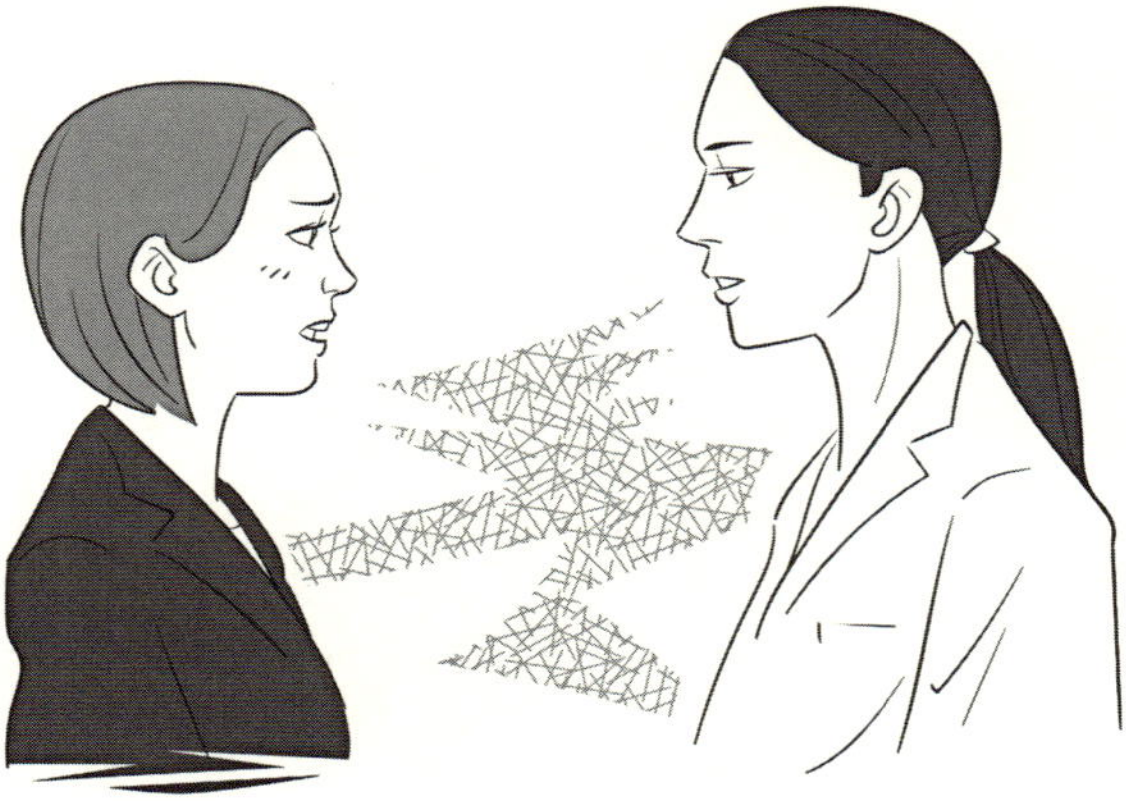

アタマに血がのぼったオンナはどないしようもない。

「なによ、『もし』って。『もし』じゃなしに実際に気悪くしたんやから、普通に頭下げて謝ったらどないよ」

ホンマにオンナは難儀やで。ワシこの女医とだけは喧嘩したないのぅ。

するとボソッとヨゴレ歯医者が、

「これでもレセプト見てみますと摘要欄に『自費へ移行』との記載がありませんね」

ほら、だから言わんこっちゃない。

ここまで追い込まんかったらこれでチャンチャンやったのに。この女医は引き際を知らん。

個別指導は所詮はマンツーマンやねんから、どこかでお互いの折り合いをつけながら話を進める必要がある。

「それにレセプやなしにカルテのほうにも保険診療から自費診療へ移行した場合は、1号用紙の備考欄に『自費へ移行』と記載する必要がありますのに書いておりませんね。書いていなければ自費診療を行なったということも分かりませんのでこのような疑いを持たれても仕方ないとは思いませんか」

このヨゴレは落ちぶれてもやっぱり歯医者や。

「まあ、その通りでんな。もうここらへんでおたがい折れとこか」

解説……架空請求

生活保護患者の自費治療

たまに生活保護の患者さんでも自費診療を希望されることがある。

これは私たちが自費診療を勧めるというよりも、患者さんのほうからそのように望まれることがある。

もちろん望まれて治療費もきちんとお支払いいただけるなら、私たち医療機関は何も拒む理由がないのでそのようにさせていただく。

しかし市役所の個別指導時にはその自費診療の費用の出どころや支払い状況を聞かれることになる。

もちろん私たち医療機関はそんなこと知ったことではないので聞かれてもバカ正直にいう必要はないし、そんなことは知る由もない。

にもかかわらず市役所の連中はしつこく聞いてくる。

それでも、自費のカルテは言われない限りわざわざご丁寧に見せる必要はない。

もちろん自費と保険の二重請求や混合診療をしているのなら非常にマズイことになる。

しかし、今どきこのような古くて幼稚な不正請求をしている歯科医院は少ない。

そんな幼稚で丸わかりの不正請求をしていない限りは出すだけ脇が甘くなるだけだ。

というのも市役所の個別指導（厚生局もそうだが）で唯一彼らが持っている資料はレセプトでしかない。

そのため、こちらが自費カルテを見せない限り相手は知る由もない。

ただし、気をつけておかなければならないことがある。

パノラマである。

もし、明らかに自費診療と分かるものがパノラマ上に写っているときは、素直に自費カルテを見せる用意をしておいたほうが良い。

フラップ手術

ここでもツッコミが入った。

オカメが偉そうに直接言ってくる。

「ここのフラップですが、この直近の精密検査の検査結果から判断してする必要がないように思われます。いかがでしょうか」

なんやこのオカメ。

歯医者でもないくせにエラそうに治療に口出ししおって。

それにすかさず反応してくれたのは、ワシの友達の腐れ元刑事だ。

さすが持つべきものは友や。

「なんやなんや、質問はそこの派遣歯医者が一括してやる言うとったんちゃうんか、それやのに直接シロートが質問してくるのはルール違反とちゃうか」

腐れ元刑事はココぞとばかりに突っ込む。

狙っとったんやろう。

自分もシロートやからあんまり口出しはせんとこうと遠慮してた感じはある。

オカメはダンマリを決め込む。

そこでもう一言オカメにお見舞いする。

「人の手術の心配するんやったら、自分のその顔は手術せえへんのか」

さすがやのう、少しおもろくなっとるやないか。嫁に財産全部取られて逃げられただけあるわ。やっぱり身ぐるみ剥がされた男はオモロいこと言わなあかん。

オカメがヒスを起こした。

「そんなことあなたに言われる必要はありません」

ニヤニヤ笑いながら、

「そや、その通りや。お互い言われる筋合いはあらへんいうことや。これ以上ネタにされとうなかったら、もうヘタな口出しせんと顔でも隠して大人しいしとき。横のデカイの静かやろ、あれは派遣のなかでも優等生や」

失笑が起きる。意外にも武田も顔が緩んでいた。

オカメに手を焼いていたんやろう。

この腐れ元刑事とオカメとでコンビ組んで漫才でもしたらええトコイケるんちゃうか、ちょうど良かったやないか、もう探偵なんかやめて、この女とコンビ結成したらよろしいわ。

でヨゴレ歯医者が代弁する。

「実際に検査結果の内容を見ますと、ポケットが４ミリくらいですが、フラップオペまでする必要はあったのでしょうか」

この爺はフラップの移行要件をあんまり理解してないみたいや。

厚生局の個別指導を何回も受けてきたから完璧にポイントは押さえている。

さっ、ここでこの爺のフラップの移行要件がどんなもんか、お手並み拝見といこうやないか。

「あるで、大ありや。学会の指針にも沿っとる、じゃーなにがあかんか言うてもらおか」

ヨゴレ歯医者は当てを外してしもたという顔をしとる。

辛気臭い顔はあかんのう。

ワシまで貧乏が感染《うつ》りそうや。

「いや、ポケットが４ミリくらいだったら、そこまでせんでもよろしいかと」

なにが「かと」や。エエ加減なおっさんやのう。だから甘い仕事しかできんねや。

「バーたれが、どこぞの誰がポケットが４ミリでフラップしたらあかんて言うてるんや」

「誰も言うてませんけど……」

「じゃー誰も言うてないのになんであんたがそんなこと言い出すんや。それもはじめはあそこのシロートが言い出しっぺや、恨むんやったらワシやのうてあそこのシロートやで」

「あんたがあそこのシロート恨むんやったらワシも手伝うたってもエエ」

オカメが睨んでくるがなにも言えずにいる。

そこでまた腐れ元刑事が乗っかってくる。

「おいおいなんや、なにをメンチきっとんねや。手術せなあかん顔のくせに」

手術は余計や、手術は。火に油やでこれ。

このオヤジの声は図太くてデカイ。そのうえ、よう声が通るから狭いスタッフルームがよく響く。

「顔ネタは言わないって言ったじゃない」

おう、息ピッタリや。

今の返しの間、良かったで。

てかこの2人はもしかしたら漫才してるんとちゃうか。

武田もちょっとウケている。

おもろいけどワシはこのヨゴレの歯医者をイワしたい。

もうええ、あのオカメをおちょくるのはあとや。

「で、センセはなにを基準にワシがフラップしてることにケチつけてるんか、言うてもらおか」

「ケチをつけてるつもりはありません」

「ケチじゃなかったらなんや、まさかワシに指導するとか訳のわからんこと言い出すんやないやろなあ。図星やったらワシ怒るで、ホンマに」

このヨゴレ、派遣のくせして開業医相手に一丁前に指導してくさろうとする。

勘違いも甚だしい。

「じゃーなんや、言うてもらおか」

「いや、ただポケット4ミリくらいだったら、フラップオペをしなくても再SRPもあったんじゃないかと思いまして、市の財政的なこともありますし」

「なんじゃそれ、誰の見解でモノ言うてるんや」

「いや、これはただ単に私の個人的な見解ですけど」

このボケはなにを世迷い言うとるんや。

「アホんだら、なにが悲しゅうてこんな派遣の治療方針を聞かなあかんねん。んなことしたらワシまで医院をたたまなあかんようになるやないけ」

ヨゴレ歯医者がうつむく。

「どこぞの歯医者が市の財政気にして治療せなあかんねん。基本は医学的根拠や保険診療のルールに則ってやろが。ええ加減なこと言うたんびに歯1本づつ抜くど。ワシんとこの総入れ歯は高いど。１００万円じゃ。夜、ポリデントに入れ歯つけるたんびに泣きの涙であの時ええ加減なこと言うてカマシ入れるんやなかったって、毎晩まくらをぬらして寝入りにつくことになるで」

ヨゴレ歯医者が口のへの字にして聞いている。

「ワシはなフラップの移行要件でイヤほど厚生局の技官の野郎どもにシボられてきたわ。おかげでケツの毛ぜんぶ抜かれて鼻血も出んわ。悔しかったら青本勉強して出直してこいや」

ここで武田が止めにはいる。

「先生のおっしゃるとおり特に医学的には問題ありません。また市の財政にも限りあるのも事実です。当然フラップオペも医学的根拠に照らし合わせてしていただく分にはなんの問題もありません。そんな中でも再ＳＲＰという治療の選択肢があるというのも、周知させていただいただけなので気に障ったら申し訳ございません。今後もご理解いただいて患者様のために診療していただければ幸いです」

この武田というのは何度もこういう場数をこなしている感じがある。

「まあ今回は武田さんの顔立ててここらへんで折れとこか」

解説……フラップ手術

フラップオペに関しては、厚生局の個別指導も市役所のそれも目につくところである。とくにフラップ手術は点数が高いため、前歯部6本を行うと、3割の患者窓口負担がある人は余裕で治療費が1万円を越す大手術となる。

そのため、フラップの適応の患者でも、説明すると治療費がかかるという理由で断られることもしばしばである。

しかし、負担のない患者ならそのようなことを考えなくても良いので、医学的にみて必要と診断したのなら治療の流れでフラップオペをされていると思う。

市役所の個別指導時でもフラップ手術をするのはオーバートリートメントではないか、と指摘しやすいところだ。

オーバートリートメントなのか否かの判断基準は全て青本（社会保険研究所・歯科保険点数表の解釈）に書かれている。

市役所の人間は、具体的な算定要件をよく分かっていない人が多かった。

厚生局の技官相手に論破するのは至難の技と言うか不可能に近いが市役所の人らは全

く大したことがなかった。

そのため先生方がこれらをあらかじめ予習し、そしてカルテにも反映されていれば完全に論破することは可能である。

ぜひ、個別指導準備をする時はカルテの整理をキチンと行い、先生方も青本知識で武装すべきだ。


フラップオペをするにあたって、まずは検査3以降で精密検査が必要となる。

そして精密検査の算定要件は最低でも4つは必要である。
（1）4点以上のポケット測定。
（2）プロービング時の出血の有無。
（3）プラークチャートを用いたプラーク付着状態の確認。
（4）歯の動揺度（Millerの分類）。

さらにフラップオペへの移行要件は、
（1）プラークチャートの指数が少なくとも20パーセント程度を維持。
（2）歯肉の発赤など肉眼的な炎症がないこと。

(3) 歯周ポケット深さが4ミリ以上。

(4) 活動性部位(プロービング時に出血)である。

上記を満たしているうえに以下の4項目も必要になる。

(1) 歯周基本治療を十分行い、歯周組織検査3(歯周精密検査)により、再評価し、歯周外科治療適応であり、しかも歯周外科治療を行うに適切な時期であることを確認することが大切である。

(2) 患者の全身状態に留意する。

(3) 歯周外科治療の目的やおこり得る治療後の経過を説明し、患者の同意を得る。

(4) 歯周外科治療は個々の歯の状況に応じて、一歯単位に評価して実施することが重要である。

これを全てクリアして初めてFOPを行うことができる。

ちなみにFOPとは、①「歯肉弁を剥離」し、②「直視下」にて汚染歯根面のSRPを行うとともに③「内縁上皮と炎症性肉芽組織」を除去し、④歯肉弁を適切な位置に復位させ「縫合し」、⑤「再付着をはかる」方法である。

とこのようにFOPオペの術式を説明しろと言われたらこの5つのキーワードを確実に入れて余計なことは言わないようにしなければいけない。

この他フラップオペで大事なのは、数行わざと空白部分を作って絵を描くということ。それと同時に、消毒に来たときは抜糸の点数がなくともカルテに記入しておく。カルテ記入がないと「フラップ自体していないのでは」や、「フラップ以外の歯周外科をフラップで請求しているのでは」との疑いをもたれ、最悪な場合、不正請求扱いを受けることもあるので注意が必要だ。

加圧根充加算

「このデンタルを見ておりますと、根充の際に根尖孔から根充材を溢出しておりますね。これでは加圧根充加算の算定要件が不足しておりますが、いかがでしょうか」

「シブっ、渋いなぁ、なんやセンセ渋いやないか。で、なんて」

「えっ……、いや……、だから……。根充の際の加圧充填加算は、根尖孔から根充材を溢出してしまうと算定要件不足になりますけど……」

ボソボソ言うててよく聞こえん。渋いと言われて恥ずかしくなったんやろう。

「は、よう聞こえへんわ。もっとシャキシャキ言うたらどないや」

ヨゴレ歯医者が恥ずかしそうにする。

「なんや、自分でも言うてて恥ずかしくなったんやろ」

「あれか、センセは人とメシ行っても、お会計のときはトイレに逃げ込んでおらんくなるタチやな」

腐れ元刑事が横からチャチャを入れてくる。

うっとおしいが周りには失笑が起きている。

「なあセンセ、あんたはコレおらんやろ」

調子に乗って小指をたてる。

よう言うわ。

あんたもやないか。まだおらんだけエエわ、
あんたは逃げられたくせに。

それも有り金全部持って行かれて。

今のヒモ女にも逃げられろ。

「エエか、オンナとメシに行くときは男が気前よう出したらなあかんで。横のんみたいなんやったら出してもらってもエエけど」

オカメはムスッとして腐れ元刑事を睨む。

ホンマこの腐れのおっさんはキャストミスやったな。自分のことは棚に上げて人の世話をしたがる。

何が気前よく出すやねん。

自分はホステスの稼ぎで養ってもらってるくせに。

そう言えばワシも一回ホステスに会ってみたいと言ってたが、まだ会わしてくれていない。

もしかしたら前のオカメと同じくらいにあんぱんかも知らんなこれ。

じゃないとこんなオヤジを養うのは、よっぽどの物好きじゃないとできん。もうエエやないか。あんたはこの爺をいじめ過ぎや。老人は大切にせなあかん。小学校の道徳の時間でもそう習うたやないか。

腐れの元刑事をたしなめる。

「ちなみにやで、これはなあ、わざとや。根尖からカルシュウム製剤をちょびっと漏らしてるんや。まあ、少し打診痛は出てくるけど根尖病巣がきれいに治っとるやろ」

「しかしですよ、加圧根充加算においては根尖孔の外には根管充填材を溢出してはいけないんですよ。これはルールでそう決められていますからね。だからこれは加圧加算が算定要件不足となりますがいかがでしょうか」

このヨゴレ歯医者の言うことはいちいちカンに触る言い方をする。

せっかく腐れのおっさんからイジメられているのを助けてやったのに。

「確かこれ平成28年4月の保険改正でそれはオッケーになったんとちゃうんか」

「ええもちろんそのとおりです。それよりも前に関しては当時はそのような要件が緩和されていませんので、残念ながらそれ以前のは算定要件不足となりますねえ」

「やっぱ渋いわあ、別にかまへんけど自分でも言ってて恥ずかしくないんか。渋すぎる指摘にワシはびっくりや。普通はやで、どアンダーな根充を指摘するんは分かるわ、まさかそこにカマシ入れるとは、さすがのワシも思いつかんかったわ。この前、厚生局の個別指導があったとき技官殿から『綺麗に根充してますなあ』言うてお褒めの言葉をいただいたくらいやでワシ。それをやで、先からチビっとガマン汁出てるくらいで渋ってくるとは思わんかったわ。シケたツラしてるから渋ちんやろな思ってたけど、まさかこんなに渋いとはワシは思わへんかったわ。顔に書いとるで、ワシは渋ちんです言うて。これじゃ、女も寄りつかんわな。まあこれでナンボか返還金取れたかもしれんけど、あんたはこれで大事なもん失のうたで」

そこでまた横の腐れ元刑事がおもしろがって覆いかぶさってくる。

「うーん、センセの渋いの顔に出とるわ。センセはあれか、オンナとデートどころか後輩や同僚ともメシにも行ったことないやろ、てかメシ食う相手もおらんやろ」

なにが「うーん」や。

このヨゴレの爺は渋いけど腐れ元刑事はクサいわ。

「私の私的なことは関係ありません」

「ほら、やっぱり渋いわあ。愛想もあれか、渋るんか」

よう言うわ。

この腐れ元刑事はひつこい。相手が怒るまで言う。悪いクセだ。

「もうここらへんでやめよ。この爺あんまり怒らしたらまた渋いこと言ってくるで。ワシこれ以上渋いこと言われたらかなわんわ」

「院長先生も偉なったなあ。じゃあやめとくわ」

何がやねん。この腐れは。ワシにまでいちいち絡んでくんなや。

解説……根充

根充について平成28年4月の保険改正時に要件が緩和された。

改正以降に関しては、根尖孔外に根充材を溢出しても算定要件不足とされなくなった。

つまり垂直加圧根充などで根充材が少し根尖から溢出しても、算定要件には問題ないということだ。

基本的に厚生局の個別指導において、根充のデンタルを見るときに確認されることは、
①どアンダーな根充になっていないか。
②根尖まで撮影できているか。
この2点がメインで見られることになる。

少々の根尖からの溢出に関しては、まず何も言われることはない。

改正前においても、根尖から少し溢出しているケースに関しては、むしろ褒められて算定要件不足になることはなかった。

にもかかわらず、歯科医師ではないシロート相手だと医学的なことが分かっていないため、こういう細かいことまで突っついてくる。

歯科医師が見れば教科書に載せて思も良いようなくらい綺麗な根充に対しても、色々と難癖をつけて算定要件不足とされた。

歯科医師も同席はしているものの所詮は嘱託職員。あまり当てにならないのでこの人に頼るだけムダである。

義歯リベース

次はウドの質問をヨゴレ歯医者が代弁する。

「先生のところは半年に一度はリベースをされていますが、そんなに頻繁にリベースする必要はあるのでしょうか」

このウドはカルテをさかのぼってよう見とるで。ウドのくせにウザったらしいやっちゃ。

「ワシはな、必要もない治療はせえへんわ。あんたワシをおちょくっとんのか」

「いえ、他意はないのですが、半年おきに定期的にリベースをされていますので、そのような傾向がおありかと思いまして」

なんや傾向診療や言いたいんか。

「そーか、半年おきにリベースしたらあかんか。じゃー聞くけどな、どれくらい空けたらええんや」

ヨゴレ歯医者が黙る。

「医学的根拠からそこは歯医者の判断に任されるんちゃうんか。だからワシは医学的根拠から半年空けとるんや。アンタも腐っても歯医者やろが、それをやでシロートがどうとか言われたからって、鵜呑みにして質問してくんなや、所詮はどシロートやねんから。一応のプロがどシロートの意見をそのまま聞いてどないするんじゃ」

「それでは先生、医学的根拠から半年空けている理由をお伺いしたいのですが」

哀しいのう。このヨゴレは掛け値なしのアホや。

アホの坂田もビックリやで、これ。

「あのなあ、青本に書いてないから分からんってのは開業医のすることやないで。開業医はな、治療する前から頭の片隅でそろばん弾くようにできとるわ。青本に書いてなかったら行間を読んでエエように理解して点数算定しとるで。なんでワシがどシロウトにアゴで使われてるやつなんかにタダで教えたらなあかんねん」

そこで武田が間に入る。

「まあまあ先生。私たちの質問の仕方がマズくて、先生の気を悪くさせてしまい申し訳ございません。確かに先生のおっしゃる通り、ここはあまり言いたくないところではあります。ただ私たちも先生がどのような考えをもとに診療されているのか、お伺いしないと市役所に帰れないのでその部分だけでも教えていただいてよろしいでしょうか」

この武田いうやつは物腰が柔らかいのう。

このヨゴレの爺さんも少しは見習ったらどないや。

「しゃーないのう、武田さんが頭下げて言うんやったら答えるわ。あんたも質問するんやったらもうちょい武田さん見習わなあかんで、貫目が足らんねんから厚生局の技官みたいに開業医相手にクンロクかますのはムリや」

ヨゴレ歯医者がうつむく。

技官のときはこいつら指導が終わったら絶対ドツキ回そうと思ってたけど、このヨゴレの爺さんはイワしたろという気力も出ない。逆に言えばそこまで思えないくらいシケている。シケたツラ見るとこっちまでシケて来そうや。

「リベースは新製に準じてるやろ。そして新製は最低半年空けなあかんやろ。じゃー自ずとリベースの期間もどれくらいにすべきか決まって来るやろが」

「それでは先生はそのように計算して、半年おきにリベースされているんですか」

このヨゴレのおっさんの言うことはいちいち癇にさわる。

「なあ計算ってなんや、なんやあんたは入れ歯が合えへんようになるとボケーっと医学的に判断してリベースするんかいな。それはなあ、アホのやることや。だから開業すらできへんのや。半年空いてなくても医学的に見てリベースせなならん時もあるで。だからと言ってアホの一つ覚えみたいにリベース算定する開業医はおらんわ。ちゃんといつリベースしたか確認するやろ、普通は。この前リベースしたばっかりやのに数ヶ月でリベースなんかしてみ、そんなもんレセプト通らへんやろ。ワシそんなアホんだらレセプト出したことないから分からへんけど。仮にそんなもん通ったとしても保険者からあそこの歯科医院は頭弱いわて思われるだけや。開業医はな、指折り計算してちゃんと半年以上経過したのを確認してからリベースしとるわ。それをやで、計算づくで治療しとるんやないか、とか傾向診療とかほざくな言うてんねや。リベースを半年おきにやってるから言うてゴチャゴチャ言われるとは思わんかったわ。ワシはてっきり『半年おきに新製じゃなしにリベースしていただいてありがとうございます』言うてお褒めの言葉をもらえる思とったで。なあ武田さん、ワシは市の財政状況が悪いのは十分に知っとるで、だからとは言わんけどアホみたいに新製するよりもリベースしてもろたほうが保険者としても安上がりでエエ思わへんか。ゼニ勘定のことだけを考えるんやったらそらリベースするよりも新製のほうが売り上げも上がるし、患者も新しい義歯になって喜ばれるわ。それをあえてせずにやで総合的に判断してリベースしとるんや。それをどシロートがチャチャ入れてきたら世話ないで。ええか、もうあんまり保険診療の勉強もせんと偉そうに、開業医相手にチャチャ入れにくるんやないど」

ヨゴレの爺がうつむく。

「そこのあんた、あんたもや。人の屁がクサいと言うけどな、あんたの顔はなんや。自分の顔を棚に上げて人の屁がクサいってのはナシや、文句があるなら顔洗って出直してこいや」

「私、毎朝起きたら顔洗ってますけど」

ここでイチビって事務長が出てくる。

なんやおもろいこと言ってくれるんやろな。

「顔洗ってそんな顔ですか。僕、美容外科でエエとこ知ってますけど紹介しましょうか」

なんや事務長、ワシがここまでお膳立てしてその振りかいな。全然あかんわ。

「整形してそんな顔やったら私結構です」

おっ、オカメが返してきおったで。それもええ間や。

さっ、事務長のお手並み拝見と行こか。

「僕はムスコをしてもろたんや。シャイで引きこもりがちやったんやけど、今はツルツルピカピカでカスもたまらんで気持ちよろしいわ」

あはは、事務長も腕を上げたな。

武田も結構笑いを堪えてる。

ウドはうつむきながら肩で笑いを抑えている感じだ。

フィフティーン・ラブで今回は事務長の勝ちやな。

「僕の担当医のセンセはピカイチやで、今度紹介するわ」

ここでやめときゃエエのに事務長が調子にのる。

「なにがピカイチや、あんたのアタマのほうがピカイチやないの。親子でピカイチなんて私気持ち悪いわ」

がはは。

フィフティーン・オールや。

解説……裏装

以前は裏装も新製と同じく6ヶ月間はできないという縛りがあったが最近は6ヶ月間という縛りがなくなり、医学的に判断して必要ならその期間を縮めることも可能となった。

ただ、6ヶ月以内の裏装は点数が50／100となるうえ、あまり頻繁に算定すると期間が短いため保険者から「過剰診療」を疑われてしまう。

このため、裏装や新製を行う場合は必ず前回処置日をチェックするはずである。

そして6ヶ月以上経過していれば先生方は医学的に新製するのか、もしくは裏装するのか、判断し治療を進めていく。

6ヶ月以上経てば、どちらの処置を行なっていても保険のルールには則っているので、特には問題なさそうである。しかし、どうも個別指導という場においてはそれも通用しない時がある。

厚生局の個別指導では基本的に指導月の5ヶ月および6ヶ月前のカルテを中心に見られるので、頻回に裏装や新製をしていることに関しては関知しづらい。

しかし、生活保護のそれでは過去5年間に渡って全ての期間をチェックされることになる。

その5年間の間にどれくらい新製や裏装を行なっているのか、新製しているのなら過去3年分の技工指示書・納品書をチェックして架空診療ではないのか、までチェックされることとなる。

そこで仮に半年おきに裏装や新製を行なっていれば保険のルール上は問題ないが、「傾向診療」を疑われるのことになる。

もちろんきちんとしていれば問題はないが、カルテ記載や指示書などの書類に不備がある場合は返還の対象になってもおかしくはないので注意が必要である。

医学管理

次は医学管理のコメントに対してツッコミが入る。

オカメの指摘をヨゴレの爺が代弁する。

「この歯科疾患管理料の患者に対する指導内容ですが、画一的で乏しい感じがあります。いかがでしょうか」

あー、はいはい。いつものやつや。

個別指導という名のものは必ず医学管理に対してツッコミを入れる。

そして必ず言うことは、「画一的」と「乏しい」の2点に集約できる。

もう決まり文句のように言ってくる。

私たちの医院では今後そのような指摘がなされないよう、毎月指導内容を変え、乏しくならないようにレセコンの設定変更をかけている。

にもかかわらず、そのようなカマシをいまだにかけてくる。

さあ、チンピラどものお手並み拝見と行こか。

「ワシはなぁ、前からちゃんとやっとるにも関わらず厚生局の技官の野郎どもにイヤという

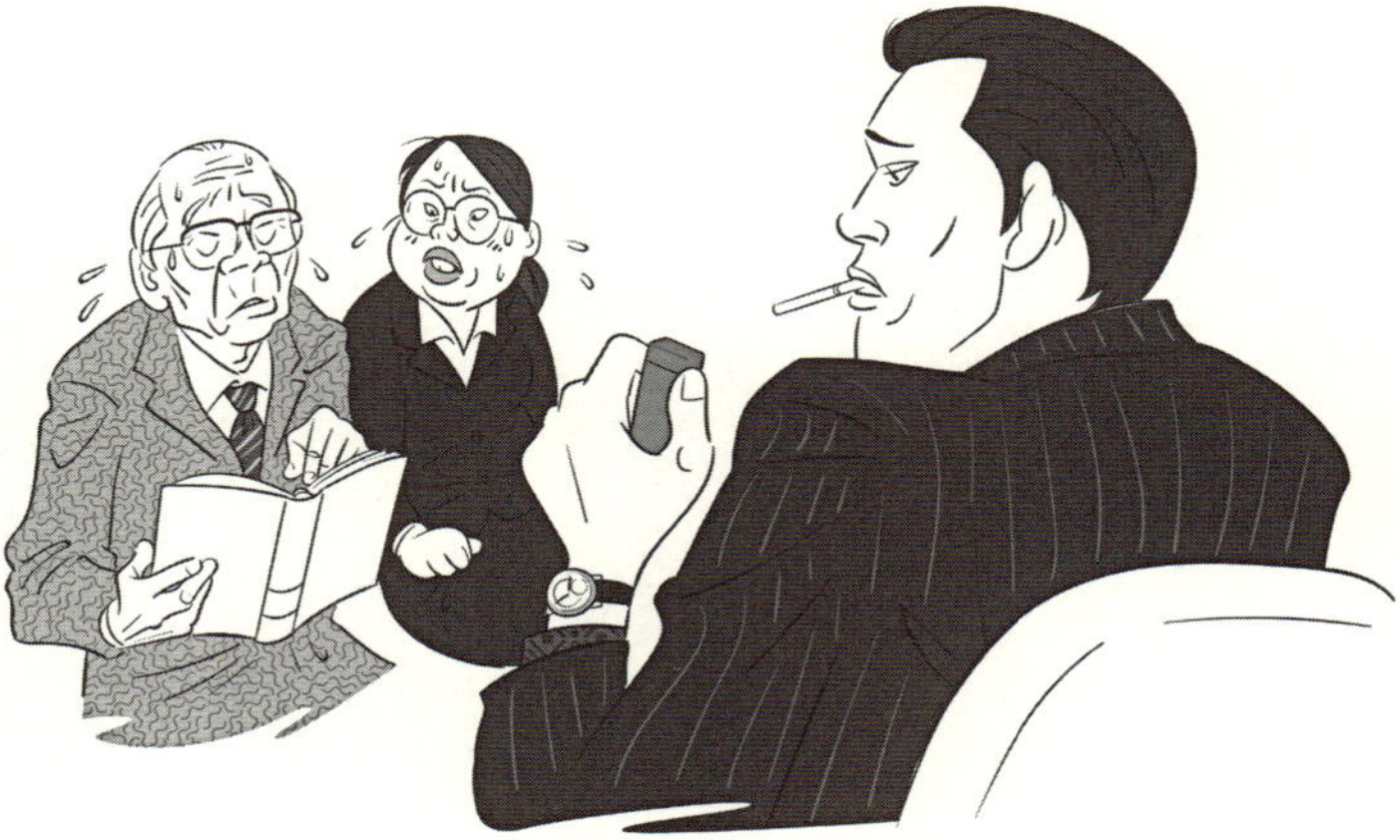

ほどここで煮え湯を飲まされたわ。ケツの穴の毛は全部毟り取られておかげで切れ痔や。だからここではこれ以上ホラれへんようにケツの穴に鉄板詰めて算定してるくらいや。それをあんたらはカルテのどこ見てそんなことほざいとるんや。何でもかんでも個別指導やからいうて、医学管理を機械的にカマシかけてるんやないやろな。ええ加減なこと言うとったらワシら怒るで、ホンマに」

爺とオカメは医学管理の指導はテッパンやと思うとったみたいやけど、勝手が違うのでドギマギしている。

「で、どこや。ワシにも見せてくれんか」

2人は戸惑いながらアタフタしている。

残念ながらどの月も同じ指導内容は存在しない。

そのようにしているからだ。

そこで腐れ元刑事が図太い声で怒鳴る。

「どこが画一的か早よ見せんかい」

おう、やっぱり極道相手に商売してたヤツは迫力あるで。

この爺とオカメ、もうチビってるんとちゃうか。

ヨゴレの爺もこんなオカメの言いなりになるからこないなことになるんや。

で、見せられたのは3ヶ月分だが、いずれも違う指導内容となっている。

「夜寝る前は歯ブラシを忘れずにやりましょう」

「間食のしすぎは虫歯の原因にもなります」

「歯周病が糖尿病の悪化の原因にもなり得ることを説明」

なんや、全部ちゃうやないか。

「なあ、これのどこが画一的か説明してもらおか」

ヨゴレの爺も黙る。

「なんや、このセンセは都合が悪くなるとダンマリかいな。ワシらがダンマリ決め込むと無理やり聞いて腐るのに、自分らはエエんか」

まあエエわ。

ヨゴレの爺といえども同業者やし、あんまり言うたったら哀れや。

それよりもムカつくのはあそこのオカメや。

こいつはどシロートのくせに、プロに向かって意見するのが気に食わん。

それも派遣のクセに。

「なあ、これはあんたが言い出しっぺやけど、どこ見て言うとるんや」

オカメはたぶん小学生くらいからイジメられすぎて慣れているのだろう。これくらいではへこたれない。

「私はそんなこと言ってません。ただ、所見が乏しいと言っただけです」

あー言えば上祐かいな。

あんたはいつから麻原の手下になったんや。おんなじような顔しおってからに。

「あんたは大阪一の二枚舌や、ひとつ引っこ抜いたろか。ワシはな歯削るのはナンボも上手ないけどな、間違って舌はよう削るわ。だから舌削るんは得意分野や。目つむってもできるでワシ、やったろか」

オカメはうつむいてる。

「じゃあ聞くけどな、所見が乏しいって言うけどどれくらい書いたらええんや。その基準とやらを教えてもらおか」

オカメも爺も黙っている。

「あのなあ、ワシはとことん医学管理で厚生局の技官に絞られたわ、だからここら辺の対策はバッチリや。それを調子のってカマシ入れてこようとすんなや。あんたらが厚生局の技官みたいにカマシ入れるんはムリやで」

するとオカメがつっこんできた。

「だからと言って一言だけというのはいかがでしょうか」

このオンナは感情的な質問をしてくるのでどうしても脇が甘くなる。

「なあ、あんたはいつからワシに直接質問してきていいことになったんや。今度からあんたが喋るたんびに横のデカイのが殴って1本ずつ歯が折れる。歯が1本ずつなくなるたびにあんたは血反吐を吐いて、ワシに直接話ししたことを心の底から後悔する。差し歯は高いぞ。ワシんとこは1本10万や、ええな」

珍しくオカメがうなずいている。こいつもお金に困っとるんやろう。

「なあセンセ、あんたはちゃんと青本読んどるんか。青本読んどったらこんな脇の甘い質問してこないはずや。カルテに書くのは要点だけや。ええか、要点をダラダラ書くやつはおらん。そこに付け入ってなにが所見が乏しいや。ええ加減なことといってカマシ入れるんは100万年早いんじゃ。悔しかったら技官にでもなってから言ってこいや」

解説……医学管理

医学管理と呼ばれる項目は、厚生局の個別指導でも生活保護のそれでも、必ず指摘されるところでもある。

カルテの記載基準がない以上、どれだけカルテ記載を豊富にしても、指導者が少ないと言ってしまえばそれまでだからだ。

厚生局の技官はそこらへんが非常に長けており、何をどのように言っても無駄に終わってしまう。

と言うのにもいくつか理由がある。

1つは会場がアウェイなので会場の雰囲気に呑み込まれてしまう。

2つ目は彼らには指導のノウハウが蓄積されているため、口の立つ開業医相手に非常に上手く言いくるめる技量を持っている。

そして3つ目、多分これが最大の理由になってくると思うが、言うこと聞かなかったら指導から監査に移行して保険医停止処分という秘密兵器を持っている。

こちらもそれがあることを知っている以上、技官とケンカして不適切な処分を受けるくらいなら、さっさと返還しようと思ってしまう。

しかし、市の個別指導は違う。

まず、ホームでの指導なのでこちらが雰囲気をつくれる。

そのうえ、彼らは技官のような指導のノウハウを持ち合わせていない。それどころか青本知識はヘタすると開業医よりもないかもしれない。

そしてどれだけ頑張っても、生活保護患者を診れなくなるくらいの処分しか下せない。生活保護の患者が多いところは別として、少ないところは仮にひどい処分が下されたとしても屋台骨が揺らぐことはない。

そのため、厚生局の技官に比べると強気に出れるのも事実である。

こちらがホームでの雰囲気づくりを行い青本知識で武装し、カルテ記載さえ間違いないようにすれば返還の対象には入ってこない。

インプラント

次はインプラントをした患者さんについて質問があがった。

これはベッピンからの指摘によりヨゴレの爺さんが質問してきた。

「先生、これ、この患者さん下顎に1本だけインプラントをされていますね。いつ、どういった理由でされましたか」

ベッピンはなんや、金目のもんを見つけるんが好きなんか。

「これはもう6～7年前になるわ、だから自費のカルテはもうあらへんわ。そこに理由とかも書いとったけど忘れてしもたわ。確か下顎デンチャーの吸着が悪いとかそんなんやったんとちゃうか」

「ちなみにインプラントは自費診療になっておりますが、治療費はおいくらでしたか」

「あんたに教えといたろ。そうやって、なんでも値段を訊くのは大阪人のわるい癖やぞ」

するとベッピンが噛みついてくる。

「生活保護を受けている方なのに、どうしてこのような高額な診療を受けることができたのでしょうか」

このオンナ舐めとんな。

「だーかーらー、私たちはあなたみたいに人の懐を見るような悪趣味じゃないの。さっきも言ったんだけど。もしかしてあなた学習能力ゼロなんじゃない」

女医がベッピンに噛みつく。

この2人の言い合いが一番めんどくさい。

「ゼロではありませんから、ゼロだったら役所勤めできませんし」

「わたし、こんな人らのお給料払うために住民税払うのアホらしいわ」

よう言うわ、この前ふるさと納税しまくって、美味しいお肉や水や米が届いた言うて自慢しとったやないか。

この女医は自分の市に1円も住民税払ってないくせによう言うたもんや。

「もうええ、今チンピラどもとやり合うてもしゃーないで。あとでワシがいわしたるから静かにしとき」

女医を落ち着かせる。

女はすぐヒスを起こすからあかん。

女同士のやり取りをさえぎるように爺が質問してくる。

「これ、インプラントにクラスプをかけていますが、これは混合診療にあたるのではないでしょうか」

なにが混合じゃ、ええ加減なこと言いくさって。

「なにを言うてんねや、センセの頭は肩にのせた飾りか。青本にも書いとるやろ、インプラントの治療が終わって一定期間たったあと、患者が希望したら保険でデンチャー作ってエエって。何でもかんでもインプラントに絡んでるかって混合とか言うてくんなや」

「ホント、センセもあんなどシロウトの学習能力ゼロの言う人のこと聞いてたらあきませんよ」

もうエエって、あんまり言うたらまたヤられるで。

「ちなみにインプラントしたときの治療費はどのようなものが含まれてますか」

この爺はまだ混合診療を疑ってきおる。

ひつこいオヤジや。

「もちろんインプラントとそれに付随するデンチャーもコミコミで治療費もろたわ、しょっぱなからデンチャー保険でつくったら混合診療やと言われてもしゃーないけど、初めは自費でつくったで」

「センセもあんまりしつこいと嫌われますよ」

また女医が横から口をはさむ。

ひっこいのはあんたや。

「この患者、希望したかどうかカルテには書いていないけど本当に希望したの」

「そや、だからやったんや」

「それだったら何でカルテに書いていないの」

「何を眠たいこと言うとるんや。デンチャー印象するときに補診算定しとるやろ。そこに書いとるで。『患者に説明し同意を得た』って。あのなあ、悪いけどいちびってカマシかけてくんなや」

「もともとはあそこの人がどシロウトにもかかわらず、金目のもんがパノラマに映ってたからって指摘してきたからじゃないの。ホントあの人は趣味悪いよね」

あんたも趣味悪いわ。

オーガニズム宣言しとったくせに。

「とりあえず、そういうことですからあなたはあんまり調子に乗らないでくださいね」

「わたし調子に乗ってませんから」

またや、女のケンカはひつこい。

「調子に乗ってなかったらどシロウトがカルテやパノラマ見ませんから、分かりもしないのに偉そうに。とりあえず謝ってほしいわ、調子に乗ってすいませんでしたって」

もうエエ、あんたは追い込みすぎや。

「いや、だから調子に乗ってませんし。ちょっとウザいので黙っといてもらえません」

女同士の争いを遮るように爺が質問を続ける。

「先生、保険でデンチャーをセットしたときは摘要欄に鉤歯の部位が分かるように記載する必要がありますが、記載されていませんね。ちなみに自費診療から保険診療へ移行していることや自費診療が完結していることなど、これもカルテに記載されていませんね。そこらへんに関してはいかがでしょうか」

ほらみてみい。途中で辞めとけばエエのに追いこむからや。

「ほうか、カルテの記載漏れやな。以後記載漏れがないよう気いつけるわ」

「あと、センセやなしに先生です」

なんやこのおっさん。

ヨゴレの爺のくせに偉そにしおってからに。

今回は完全にクンロクかまされてもたで。

「ほーか、それも気つけるわな」

解説……インプラントが絡むデンチャーについて

青本を参考にすると、

【問】保険外診療で行われている歯科インプラント治療完結後に、全身疾患**等**の理由から顎骨内に残存せざるを得ない歯科インプラント上に有床義歯を装着する場合又は他の治療法では咬合機能の回復・改善が達成できずやむを得ず当該歯科インプラントを鉤歯とする局部床義歯を装着する場合の取り扱い如何。

【答】当該治療を患者が希望した場合に限り、歯科インプラント治療完結後に**一定期間**を経た場合の補綴治療については保険診療として取り扱って差し支えない。その際に、当該治療を行った場合は、診療録に保険診療への移行等や当該部位に係る**自費診療が完結している旨が分かるように記載**する。なお、歯科インプラントを鉤歯とする局部床義歯を装着した場合は、診療報酬明細書の**摘要欄に鉤歯の部位が分かるように記載**する。

となっている。

ここでポイントとなるのが2つある。

まず1点目全身疾患「等」である。「等」とつく限り理由が全身疾患でなくても何でも良いことになる。

もう1つ「一定期間」だ。一定期間は具体的にどれくらいなのか書いていない。

そのためインプラント治療が終わりさえすればいつでも構わないことになる。

要はインプラント治療が終わり患者が望めばインプラントを鉤歯としたデンチャーを作っても良いということだ。

その時にカルテに書かないといけない内容は、
①患者が希望した旨。
②自費診療が完結している旨。
③摘要欄には鉤歯の部位。
この3つさえ書いていたらこと足りる。

ダツリ病名と歯科疾患管理料

続いて今度はヨゴレの爺が気になったところからの質問が入る。

「先生、これCKダツリで再セットしてますが、実日数1日で歯科疾患管理料を算定するのはいかがでしょうか」

要は1日で終診なら管理料を算定する必要がないのでは、と聞いてきている。

「センセよう見てくれへんか、パノラマやら患者提供用紙見たらわかると思うけどな、まずPやCやエンドやら、治療せなあかんとこ鬼のようにあるわ。とりあえず今日は脱離したところをつけてくれと頼まれて、しゃーなしにつけたっただけや。次回から治療に通うわ言うて約束したんやけど来んかったんや。それやのに歯科疾患管理料の算定はあかんと言いよるんか」

爺は先生やなしにセンセと言われて少し不満げなかおをしている。

この爺は金は持っとらんくせにしょーもないプライドだけは一丁前に持っとる。

ほんま裏も表も分からんような不景気なツラしくさってからに、なにがセンセやなしに先生や。この爺も、1回横の腐れ元刑事に道場連れて行かれて、腐れ根性叩きなおしてもろたらよろしいわ。

「事実として1日しか来院してなければ管理もできていないことですし、算定は控えておくべきではないでしょうか」

「確かに来たんは1日だけや。でもな、予約も取って帰っといてやで、患者都合で来んようになったんやで、それもワシの責任で歯科疾患管理料は算定できんのか。それは殺生と言うもんや」

「第三者がこのレセプトを見たら、普通ならそのように見られてもおかしくないと思いますがいかがでしょうか」

この爺もしぶといのう、なにが「いかがでしょうか」やねん。

その場しのぎの逃げを打ちくさって。

だんだん腹たってきたでワシ。

「あのなあ、なんのためにカルテを開示したんや。レセプトだけでは分からんとこを見るためちゃうんか。カルテの歯周検査表見てみ、どえらいポケットやろ。動揺もひどいし、普通の歯医者がこれ見たら、治療に通えって言うで、誰だって。で、実際に治療計画も説明して患者も同意したから歯科疾患管理料を算定したんや、ワシは。それを1回しか来てないからアカンとかなしや。きれいな歯でたまたまインレー脱離でCもない、ついでに言うたらPもない、とかやったら歯管算定してたらマズイんわかるわ。これは誰が見ても明らかに継続管理が必要なケースや。それともあんたはあれか、こんな患者でも言われなかったら治療もせんのか。だから甘い言うとるんじゃや。開業すらできなかったくせに、なにを偉そうに開業医にケチつけとんねや」

爺が黙る。

「それでは聞きますが、具体的な治療計画を教えていただいてよろしいでしょうか」

カルテに書いてるやないか。

「むし歯の治療に、歯肉炎・歯周病の治療に、義歯・ブリッジの治療や。歯管の患者提供用紙にもそのように書いとるやないか」

じーっと見ながら首をかしげている。

文句ありげな感じだ。

「これね、具体的な治療計画とは言いがたいと思いますが」

なにがやねん、今回は残念ながらツッコミが甘いわ。

「なあセンセ、一生懸命ケチつけようとしとるみたいやけど、残念ながらここではケチのつけようがないわ。ワシは厚生局の技官に嫌というほど絞られたんや、だからここの指導の勘どころもよう心得とる。医学管理でケチつけたいんやったらよそでやってくれへんか、一端の派遣歯医者が技官みたいな真似さらすな、ええな」

ヨゴレの歯医者は何か言いたげだったが、武田がここらへんでやめときましょうと爺に目配せしたためこれで終わった。

解説……ダツリ病名と歯科疾患管理料

歯科疾患管理料は、継続的管理を必要とする歯科疾患を有する患者に対して、算定するものである。

歯科疾患管理料の算定ポイントは、細かいことを端折ると基本検査を算定するところである。

要はPと絡めろということである。

たまに爪を伸ばした先生が、無歯顎のフルデンチャーの患者に「継続的管理」をしているという理由から算定しているが、あれはあまりスマートではない。というか算定できない。

そのため、脱離などの一見患者にも、もちろん算定できない。

しかし、その患者が歯周病なら基本検査さえ算定してしまえば算定可能になる。

厚労省の平成23年度歯科疾患実態調査では、35歳以上の日本人では8割が歯周病に罹患しているとしている。

要はP病名は厚労省のお墨付きみたいなものである。

算定だけの話をすると、基本検査を行い歯科疾患管理料さえ算定してしまえば、主訴が脱離でも今後は「継続的管理」をしていくとみなされる。

それではその患者がたった1日しか来院しなかった場合はどうか？

個別指導ではカルテ記載がポイントになってくる。

きちんと管理計画や患者説明が行われたのか、明確にカルテに記載しておく必要がある。

また管理計画は継続治療や管理が必要な旨を記載しておく必要がある。

特に第3者から見て歯科疾患管理料を本当に算定する必要があるのか、が焦点となってくる。

要はP治療の継続的治療の必要性や継続的管理が必要な所見、検査結果などが必要になってくる。

過剰投薬

次はオカメからの質問である。
オカメが爺にぶつくさ質問事項を言っている。
このオカメはイジメられる素質がある。
見ているとイジメたくてムズムズする。
プー。
また兄貴が屁をこいだ。
もう2回目はオモロないねん。
せっかくクッサい屁にも慣れてきたと思たのに、やってられんで。
オカメがヘラヘラ笑っている兄貴の顔を睨んでいるが、何も言ってこようとしない。
このオカメもよう分かっとる、なんか言ったら100倍にして言い返されるのが。
やっぱり兄弟や、血は争えんな。
兄貴もオカメをイジメたくて仕方ない感じや。
ぶー、ぶっ、ぶっ、ぶっ。

案の定、腐れ元刑事も屁をこぐ。

屁こき過ぎやろ。

もうオモロないと分かっているのにまたやりおる。

相手も堪らんけど、ワシらも返り血を浴びるんを分かってるくせにワザとやる。

オカメも本当は何か言いたげだが、言ったら言ったでさっきみたいに茶化されるのをよく分かっているのだろう、我慢してまだ何も言ってこない。

やはりイジメられ慣れているんだろう。

それはそれでおもしろくない。

腐れ元刑事もおもしろくなさそうだ。

頑張ってさらに屁をこごうとする。

もうええ、もうええて、クサイねん。ワシまでにおてくるから堪らんわ。

だが腐れ元刑事は言うことを聞かん。

オカメが絡んでくるまで屁をこぎ続けるつもりだ。

ぶー、ぶっ、ぶっ、ぶり。

なんや、今の最後は、実が出たんとちゃうか
くっさー、これは屁のにおいじゃない。人糞のにおいがしおる。

ウンコ漏らしおった、それもわざとや。

そや、このおっさんは平気でこういうことするやつやったわ。

実が出たら堪らんくらいくさいのう。

あかん、たまらんわ。

「なあ、ちょっと出てってくれへんか、くさいわ。まじめとか冗談とか言うのはなしや、くさいから着替えて来てくれや」

腐れのおっさんはふざけた顔してノソノソと立ち上がった。

「なあ、院長先生。わしは勝利宣言したんや」

なんやそれ、もうわけの分からんことはよろしいわ。

もうええで、早よ着替えてこいや。

「じゃあ勝利宣言を一瞬でもええから見てくれんか」

と言って今まで座ってた椅子を指差した。

「な、ウンコの汁が漏れ出てV字に見えるやろ」

そこには今まで座ってたおっさんの太ももとお尻のあとに、ウンコ汁がつたってV字形になっていた。

このおっさん終わっとるな、これ、ワシの診療チェアーやないか。

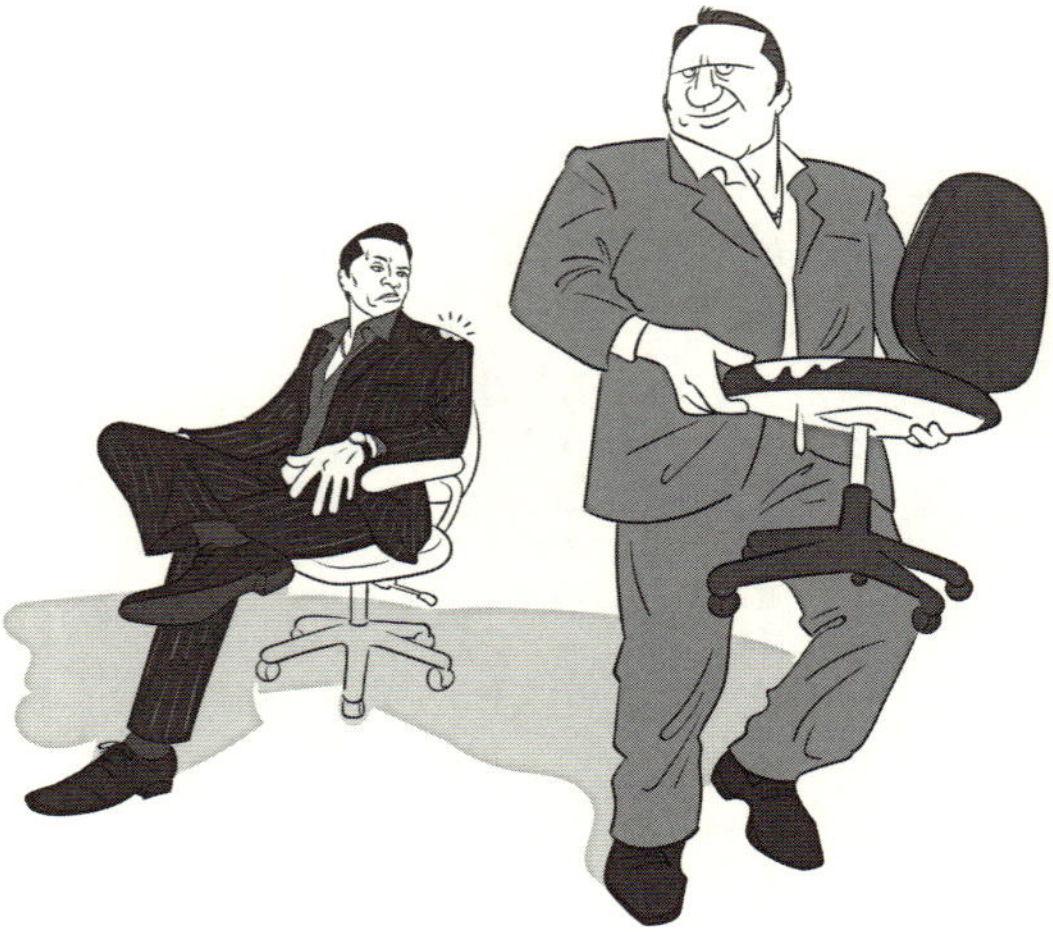

早よ拭けや、くさかったら明日からワシ立って診療せなあかんやないか。

早よ、それも一緒に外に持って出て行け。

狭い部屋のなか、大男が診療チェアーを持ち上げて部屋を出て行こうとする。

出て行くとき、ワシの肩にウンコ汁が垂れた。

「わるい。気に障ったら堪忍してくれ」

「一から十まで障ったわ、うっとうしい。早よ出て行け」

このおっさんには駄賃やらんとこ。

ワシのシャツのクリーニング代や。

ずっと貧乏してたらよろしいわ。

腐れ元刑事がドアを開けると、涼しい風が入ってくる。

「あーこっちは涼しくて気持ちよろしいわあ」

なにがよろしいねん。

こっちは蒸し暑くて、あんたのせいでウンコくさいっていうのに。

やっと出て行ったときに爺がオカメからの質問に入る。

「先生、鎮痛剤を処方されているとき、ムコスタ錠も一緒に処方されていますが、その必要性はいかがでしょうか」

なんやこのオカメは、いつから医者気取りなんや。

ロキソニン6錠いりそうな顔しよってからに。

自分の顔は棚に上げて、人の処方にまでケチつけるんかいな。

「なあ、よその医院の処方にまでことをごちゃごちゃいうのは行儀がようないで。ここはな薬屋やないんや、歯医者や。クスリを出して売り上げあげたろうて考えたことないわ。武田さん、ワシはなこんなどうでもええことごちゃごちゃ言われるために休診にしてるんやないで。先にこいつを教育したほうがよろしいんとちゃうか。人んち行ったときは顔を隠して行儀良くせなならんよ言うて。横のデカイの見てみい、でかい図体してるわりには大人しいしとるやないか」

武田は黙っているが半分はこっちの味方もしてくれている感じだ。

多分、武田とオカメとで個人的にはソリが合わんのだろう。

ただ立場上、個人的にソリが合わないからと言って手放しでワシの言うことにうなずくことはできないという感じだ。

「ワシの医院はむしろ必要最低限しか出してへんわ。というのもな、負担金がないからと言ってタダでもらえるんやったらナンボでももらおうとするやつがおるからや。前には歯痛くて薬局で市販の痛み止めを買ったからその分の金を医院が支払えとか言ってくるヤカラもおったし、クスリは飴やガムやないんやどって思うわ。だからワシはな医学的に判断して必要と思われる量しか出さんことにしとる。過剰診療や過剰投薬に対してもう少しなんとかならんか、って言われるんやったらワシも理解するわ。でも必要最低限なことしかしてないもんに対してケチつけるんはワシはおかしいと思うとる。ましてやドシロートが言い出しっぺときた」

「なあセンセ、これに関しておんなじ歯医者としてどう思うとるんや」

うつ向いて黙ってる。

ほんまシケとるな。

「ただいまあ」

やっと追い詰めて、今から仕上げに入るとこやのに、この腐れ元刑事が場を崩した。

もう帰ってくな。

おい、これ、どないしたんや。
「ん、ズボンがないから院長センセのズボンをお借りしとるんや」
この腐れ元刑事は調子に乗っとる。
いつからワシのことをセンセと呼ぶようになったんや、センセイや。
エエ大人がウンコ漏らしたくせに。
もう一回くらい極道に腹刺されろ。
そして人工肛門でも付けてもらえや
それが壊れたらよろしいわ。
最近お腹が張って苦しいんや言うて難儀しろ。
「そやそや、暑い思てな、お冷や持ってきたで」
ウンコを漏らしたおっさんのお冷やは気持ち悪うて飲みたないわ。
誰も受け取ろうとしないので、腐れのオッさんはみんなの前にお冷やを置きだす。
ちょっと待てや、これ、この紙コップなんや。
「んん、これは紙コップや」
それは分かっとるわ。
これ患者がうがいする紙コップちゃうんか。

「ほうか、ぎょうさんあったからエエか思て」
ほうかちゃうやろ、他のコップにもウンコついてたらどないすんねん。
この腐れ元刑事はふざけすぎや。
勝手に人の医院の紙コップを使いおって。
腐れ根性叩き直したろか。
水もこれ、絶対なんか細工しとる。
ワシ絶対に飲まんとこ。
案の定、オカメのは濁ってる。
なんやこれ。
「ウンコ水や」
もうええて、そんな露骨で幼稚なイジメはいらんわ。
お冷やでもなんでもないやないか。
要らんわ、もう要らん。全部水も放ってこいや。
「お冷やや」
お冷やでも水でも一緒や、早よ放ってこい。
このおっさんはなんや、うざったい。

もうこの後は何をするか分かっている。

オカメのウンコ水をわざとこぼす魂胆や。

ワシにこぼしたら元同僚でもワシは許さんで。

バシャー。

ほら、やりおった。

腐れ元刑事がわざとオカメにかかるようにウンコ水をこぼした。

オカメにかかるんはエエけど、カルテどないしてくれるんや。

ウンコくさいカルテやったら仕事できへんやないか。

オカメも「きゃっ」とか言っている。

何がオカメちん子のくせに「きゃっ」や。

一丁前に女子ぶるな。

「武田さん、ウンコ漏らした人間もいることですし10分くらいトイレ休憩でも入れましょうか」

武田も堪らなかったみたいだ。

「そうですね。15分休憩しましょうか」

なんや、市役所の人間も相当キツかったんか。10分から15分に延びとるやないか。

その瞬間、速攻で市のチンピラどもが尾っぽを巻いて部屋を出て行った。

「クサかったのぅ、診療室でニコチン補給や、事務長クーラーガンガンによう効かせて、コーラでも飲もか」

でスタッフルームから診療室に行くとここはここで人糞のクッサイにおいがする。

おっさんのウンコはクサいわ。

「なあ、お前はクソ漏らしてその後どうしたんや」

「へっ、ズボンとパンツはそのままゴミ箱へ放ったで」

「じゃーなんや、今はノーパンなんか」

「そや、ノーパンティーや。でも大丈夫や。ちゃんとケツとナニは拭いたから」

何がおっさんのくせにパンティーや。おもろないねん。

カマ野郎にでもホラれたらよろしいわ。

なんでウンコ漏らしてナニまで拭く必要があるんや。

いちいち腹がたつ。

このズボンも放らなあかんわ。

「なあ、ゴミ箱から強烈なクサイにおいするけど、ポリ袋の口閉めるなりなんとかしようと思わんかったんか」

腐れ元刑事は知っててわざとクサくなるように開けっ放しにしよる。

「すまんだなあ、ところでここの診療室は広いなあ。おれの行ってた歯医者はイスが1台しかないで。ボケた院長先生が1人で治療したり会計してたりしとったわ。どんな治療してもいつもお会計が100円なんや、ええやろ」

ええことあるかい。

バリバリあかんやろ。

「そこの歯医者、100均歯医者言うて人気やったんやけど、いつの間にか潰れとったわ。それに比べてここはイスが7台もあるやないか。もしかしてあれか、国際病院か」

なんやそれ、今さらそんなおべんちゃらは要らんわ。

「そんなエエもんちゃうわ」

「いや、ウンコくさい病院やからな」

ようそんなギャグ出してきおったな。ほんま陶芸家やったら皿割っとるヤツやで。

「もう去《い》ね、二度と顔出すな」

「ほうか、じゃー」

「なんや、その手は」

「袖の下や」

「なにがや、それを言うなら心づけやろ」

「ほうか、義理に堅うて人情に厚い院長センセやったら心づけも厚いんか」

「ど厚かましい」

「くれるんか」

「おもしろいのう、んなもんあらへんわ。クリーニング代やらでこっちがカネ欲しいくらいや」

「なんでやねん、おれは屁をこいたうえに実まで出したんや。色つけて欲しいくらいや」

「ワシはな、実までは出せ言うてへんで」

「じゃあどないしたらカネくれるんや」

「どないしたらって、市役所のチンピラどもをいわしたらに決まってるやんけ」

「アホか、堅気をいわしたら桜の代紋が出てきよるわ」

「あんたこの前まで桜の代紋つけてたやないか」

「そういうあんたもやないか」

……。

「なあ、ワシら漫才してるんとちゃうしもうやめへんか」

「そやな」

腐れ元刑事がニヤリとする。

この男はやっぱり食えんのう。

「とりあえず下ネタはなしや、２回目はなんもオモロないわ。厚生局の技官はキビキビして締まってたけど、市のチンピラどもはグダグダや。もうあんまりやつらをイジるのはやめや、しょーもない。分かったな」

とりあえず皆うなずいた。

「なあ、あのオカメだけはみんなでイジメへんか。おれ、あの顔見るとムズムズするんや」

腐れ元刑事が言ってくる。

「なあ、あんた今イジるのはなし言うたら『うん』言うて頷いたやないか。舌の根が乾かぬうちにまたイジメようって、あんた反省しとるんか」

と言いつつ、わしも微妙に賛成や。類は友やな、ワシもなんとなしにあのオカメだけは鼻につく。

でも、あんなしょうもないオカメいじめるくらいやったら、さっさと終わりにしたいという気持ちもある。

「なあ事務長、あのオカメなんて名前やった」

「『田畑』いう名前です」

「ほうか、じゃあオカメ田畑だけはオッケーにしよか」

「もう1人はどうするんですか」

女医が聞いてくる。

要はベッピンもイジメの対象にしろと言っている。

ワシは別にベッピンはどうでもいい。

ただ、ベッピンを除外するとこの女医は不機嫌になる。

この女医、不機嫌になると仕事にまで支障をきたす。それも1日じゅう。

めんどくさい。

だから未だに結婚できていない。

本人いわく「できない、じゃなく、しない」とか言っているけど本当は逆だ。

スタッフの中では結婚ネタや彼氏ネタ、さらには子どもネタまでこの女医の前ではタブーとなっている。

顔は綺麗なのに性格があまりよろしくない。

よろしくないから結婚できないのか、結婚できないからよろしくないのか、男性ドクターの中では飲みに行った時の永遠の酒の肴となっているくらいだ。

「じゃあ、もう1人もオッケーにしよか」

すると女医が喜ぶと思ったが不機嫌になっている。

なんでや、事務長に聞くと「じゃあ」が余計やったみたいだ。

ホンマうざったい女医や。

この女医と付き合う男は大変やでこれ。

「とりあえずオカメ田畑ともう1人はイジメてオッケーやけど他はスルーや。こんでよろしいか、目標は早く終わらすことや。あんまり追い詰めてイジメるのはナシやで」

これで全員が頷いた。

「事務長、とりあえずオカメのイスとウンコのついたイスは交換や」

「先生、おれは決めたんです。君子危うきに近寄らず。火中の栗は火箸でも拾わんと」

「よう言うた。転ばぬ先の松葉杖やのう。事務長はかわいい。大阪一のチキンや」

するとまた腐れ元刑事が茶々を入れにくる。

「なんや事務長、オカメ好きか」

「別に、そんなことないですけど……」

「穴があくほど見てたぞ。スカートの尻」

「嫌いやないです。あんぱんも」

「あの女は冷え性や。こんな真夏に分厚いパンツを二枚穿きしてるから、ラインが出る」

「なんでも決めつけるんですね」

この腐れ元刑事のほうがいやらしい。さすがの事務長もパンティーラインには気づかんやろ。

「もうええ、それやったら誰もイジメるのはなしや。さっさと終わらせよ」

で、皆が先ほどのスタッフルームに入る。

相変わらず人糞の匂いが消えていない。

ワシやっぱあの腐れ元刑事に腹たってきたわ。だんだんムカムカする。

市のチンピラどもも入ってきたがみんなポーカーフェイスだ。

さすがは役人やのう。

役人はポーカーフェイスがよう似合うとる。

オカメだけは人糞の匂いにいちいち反応しとる、お似合いの顔しとるのに鼻につくヤツや。

まあこいつは派遣やからしゃーないか。

武田の合図で指導が再開された。

解説……過剰投薬

投薬に関しては、特に自己負担のない患者ほど余分に欲しがる傾向にある。治療に対することだけでなく、その他なにかあった時に使う目的も考えられる。ただ個別指導時にそこが指導の対象、返還の対象になるのが嫌だという理由で本当に必要な患者に投与しないのは本末転倒になる。

基本的に歯科の開業医の先生が、過剰に投薬して売り上げアップを狙うということは皆無である。患者が痛いとか欲しいと言われたり、また治療後に痛みが出ることを嫌って念のために出していたところ、気づけば「過剰投薬」になっていることのほうが多い。

個別指導の現場では「患者、薬きぼうのため」という理由では、残念ながら「医学的観点」からその妥当性がみられないという理由で返還の対象になってしまう。

もちろん本当に患者が希望しているし、その希望に沿うように投薬を行なっているにも関わらずだ。

そのため、カルテには「医学的観点」に照らして「妥当」と思わせるような所見が必要になってくる。

具体的に「自発痛がある」などの症状を書いたり、抗生物質を処方するときには「排膿が確認できる」などのキーワードが必要となってくる。

それでも厚生局の技官ならば何かしらケチをつけて返還金の対象にしてくる。

例えば、「なぜこんなにも痛みが続いているにも関わらず、大学病院などに紹介しようと思わなかったのか」とそれが「大学病院に紹介しない理由をカルテに書いていないから」という理由で無理やり返還金の対象としてくる。ここがまさしく「ザ・厚生局の技官」という感じがするが市の個別指導ではここまでは突っ込んで無理やり返還金の対象にはしてこない。

市の場合は最低でも医学的観点からの所見くらいは必要になってくる。

PERICO発症時のP検査

で、早速ヨゴレの爺が質問してくる。

「この日ですがPERICOによるP急発で投薬されていますね。同日にP検査も行なわれていますがこの場合、検査は算定できませんがいかがでしょうか」

なにが「いかがでしょうか」やねん、エラそにしくさりおって。

「何で算定でけへんか分からんわ、なんでか説明してもらおか。切開と同日にP検査やったら分かるで、切開もしてへんのにやでP検査算定でけへんとか知らんけど」

爺とオカメが爺に入れ知恵をしている。

きっとオカメが爺に入れ知恵をしているに違いない。

所詮、ド素人の知恵いうても浅知恵やから張り合いがない。

「先生、なんで切開と同日にP検査してはいけないかご存知ですか」

こいつワシを完全にナメとんな。

いつからワシに講釈垂れるようになったんや。

「なんや、ワシが知らんとでも思っとんのか。てか、センセはいつから開業医相手に説教するようになったんや」

爺がムッとしている。

ムッとするようなしょーもないプライドはあるんかい。

ちっちゃい男やで。

「じゃあ先生、お答えいただいてよろしいですか」

そこで女医が答える。

「要は、歯肉が腫れてたらきちっとしたポケット測定ができない、とでも言いたんでしょ」

女医は賢いうえにいらちなので、こんな簡単な質問をされることにイライラしている。

多分、さっきの休憩から機嫌が悪くなっているのか、ちょうど今生理が始まったかのどっちかや。この女医には命の母をプレゼントせなあかん。

で、案の定ベッピンが応戦する。

「私たちは院長先生に聞いてるんです、他の人たちは静かにしてもらえませんか」

ああ、またや。女のバトルはもうええわ。

「静かにってなんですか、私あなたみたいに小うるさいこと言っていませんが。私だってこの患者さん診てたからこの質問に答えても構わないんとちゃいますか。てか、あなたこそなんですか、あなたのほうがうるさいんで黙っといてもらえません」

「いや、私たちは今院長先生に質問していますので他の人は横から口出しするのはやめてと言うてるだけですけど」

「そのままそっくりその言葉をあなたに返します。あなたこそ居てもおらんでもええような人なんだし、黙ってたらどうなんですか、学習能力ないんだし」

もうええて。

女は何でもすぐ感情的になるからあかん。

ここで武田が止めに入る。

「じゃあ、院長先生は歯肉が腫れている時にポケット測定をしているという見解でよろしいですか」

「そやそや、このカルテ見たらそう言うことや」

女のケンカが入るとめんどくさいので投げやりになってくる。

武田もベッピンにオカメとキツイのう。

そう思っていた矢先、爺がいちびってきた。

「じゃあ、このP検査は不適切な検査になりそうですね」

何やこいつ。

ワシが武田としゃべってるときにしゃしゃり出おってからに。

武田に同情するわ。

ヒステリー女2人にボケたヨゴレの爺、図体でかいくせにネチネチ細かいこと言うおっさん、アホな部下ばっかりやとしんどいのう。

「なあセンセ、あんたはなんや。なにが『なりそうですね』や。結局はなるんか、ならんのか、どっちや、言うてみ。自分じゃ判断でけへんからってあやふやなこと言うなや」

「じゃあ、これは不適切な検査ですね」

「なにが『じゃあ』や。なあ、何が不適切なんや、言うてみ」

「切開と同日のP検査は算定できませんよね、それは歯肉が急性症状にあるからです。ということは急性症状で歯肉が腫れているときにP検査するのも同じ理由で算定できませんが……」

「なあセンセ、何のためのP検や。アホの一つ覚えみたいに何でもかんでもP急発やから言うてP検でけへん言うてたら頭がパーなるで。センセにはP検査やのうてパー検査したろか。多分あんたのパー数値は100パーセントや。誰がどう見てもパッパラパーってことや。8番はP部位に入ってへんやろが、P部位に入ってるとこが急性症状で腫れたりしてるんやったらしゃーないで。でも今回この歯は抜歯予定や。ほれ見てみいや、落ち着いてから実際に抜歯しとるやないか。抜歯前提の歯にP検するアホな開業医はおらんわ。センセ、アホの言うこと聞いてあんまりアホな質問ばっかりしとったら脳みそ溶けるで」

と、ちらっとオカメを見やる。

この質問はオカメが言い出しっぺなので爺さんよりもオカメが腹を立てている。オカメは黙ってはいるものの腹を立てているのが鼻につく。

やっぱワシ、オカメをとことんイジメたくてムズムズするわ。

案の定、腐れ元刑事が突っ込む。

「なんや、その顔は。気に食わんやっちゃ、あんたにはB検査したろか」

やっぱり言いおった。

この腐れ元刑事はB専のくせによう言うわ。

で兄貴がニヤつきながら腐れ元刑事に聞いている。B検査ってなんや。

「そらブサイク検査やないか。このオンナは100点満点やがな。のう、田畑ちゃん」

もうええて、そんなん言うたらまた話がややこしくなるやないか。

と言いながらもおもしろがってしまっている。

「そんな検査はありませんっ」

あはは、イジメられっ子はようこんなキレ方しおる。

「あるで、ここの歯医者は国際的にB検査しとるんや」

んなもんあるかいな。ええ加減なこと言うなや。

腐れ元刑事はなんでも調子に乗って言う癖がある。

「そんな検査はありませんっ」

なんやこのオカメ、キレすぎてキレてしもたやないか。

もうあんまり言うたらかわいそやがな。

「ここの歯医者は自費でやっとるんや。どや、田畑ちゃんやってみるか。いつもは10万取るけどな、田畑ちゃんは特別価格の20万や」

なんの値上がりや。

あのなあ、ワシの医院はそんな検査しとらんわ。ええ加減なことさらすなや。

「検査に引っかかってしもたら僕んとこの整形外科紹介したるわ」

事務長までのっかかるなや。

あんたはワシんとこの正規職員やないか。こいつまでええ加減なこと言うてどないするんじゃ。

ちなみにそのネタは飽きたわ。さっきやられたやないか。

「だから私はあんたの紹介なんか受けませんっ」

ほれ見てみい。言わんこっちゃない。

「やっぱりよその美容外科には行くんかいな」

あはは。

武田も一瞬ニヤけおったで。

今回は事務長の勝ちや。

こいつさっき取られたからネタ仕込んでやんの。

解説……PERICO発症時の歯周基本検査

実日数1日でのP検査とGA切開はレセプトは返戻される。

つまりGA切開と同日のP検査はできない。

というのも、切開するほど歯肉が腫れているのにもかかわらず歯周ポケット検査をしても、正確な検査結果が期待できないからだ。

同じように同日でのP急発による投薬処置とP検査は算定できない。

それでは抜歯予定歯のP急発においては、そこの切開と同日の基本検査をはどうか。

結論から言うとこれは問題ない。

特にPERICOの場合は7番の遠心ポケットはどうなるのか、と思いがちになるが実際に臨床上で問題なければ算定してもかまわない。

これは厚生局の技官にも確認済みだ。

T.cond後の義歯新製またはリベース

で、次はウドからの質問。

ヨゴレの爺が代弁する。

「先生、この患者ですが、T．ｃｏｎｄした後には特に新製やリベースはされていません。どういうことでしょうか」

ウドはカルテをだいぶ前から遡って見る癖があるみたいや。

コイツはなんや。ネチネチ、ネチネチ昔の話を持ち出しおってからに。

「そや、この患者よう覚えとるわ、カラキエフとかいうおっさんやろ。このおっさんあれやロシア人や、ものすごくイカついんや。ボブサップよりもデカいんちゃうか、全身入れ墨だらけでな、スキンヘッドや。初め来た時ロシアのマフィアか思ったわ。ワシ、昔刑事しとったときは極道相手やったけど、あんなんと比べものにならんで。確かまだ40言うとったけど20歳代から総入れ歯や言うとったわ。金がないと言う理由だけで全部歯抜かれたんや。そのあと安いから言うてグルジアまで行って、総入れ歯つくった言うとったわ。恐ロシアやで」

すると腐れ元刑事が横からチャチャを入れる。

「センセ、ワシんとこの医院は国際病院や。ロシア人でもウクライナ人でも誰でも来やるわ」

こいつはすぐ調子に乗っていらんこと言いおる。

ウクライナ人は来へんわ。それはあんたがウクライナパブに行っとったやないか。

なあ、あんまり調子乗るなや。ヨゴレの爺はイジらんでよろしいわ。

もういらんこと言いな。

「へっ、イラン人の子も来よるんかいな、やっぱり国際病院はちゃうな」

もうええて、ひつこい。もうこのオッさんには絶対駄賃やらんとこ。

「患者さんの背景はよく分かりました。ロシア人であろうがウクライナ人であろうがT．ｃｏｎｄした後には何かしらの処置が必要になってきますが、何もされていないんですか」

なんやこの爺は、腐れ元刑事の言うこと信じてしもたやないか。ホンマにボケとるかもしれんな。

「分かっとるで、T．ｃｏｎｄした後は新製かリベースせならんことくらい。ワシも新製しよか言うてこの患者も了承したから型採ろうとしたんや。でもこのおっさん口がめちゃくちゃデカいんや。普通のおっさんは親知らず含めて32本やろ、でもなこのおっさんは36本もあった言うとったわ。どこまでホンマか知らんけど。とりあえずこのオヤジに合うトレーがなかったんや」

「そうですか、でも補診には個人トレーの分も含まれていますよね。個人トレーつくろうと思わなかったのですか」

なんやこの爺、いつから開業医相手に診療の指導までするようになったんや。開業医相手にカルテだけやのうて、診療のことまでゴチャゴチャ口出してきおって。こいつはどこまでも講釈師や。

「んなことくらい言われんでも分かっとるわ、エラそに抜かすなや。採算合わん覚悟で旧義歯利用して個人トレーつくったんや。でいざ本番の型採ろうとしたら嘔吐反射がキツくて印象採れんねや。ホンマ難儀なおっさんやで」

「じゃあ今の義歯はどうやって作製されたんですか」

「知るかい。それ、ワシが聞きたいわ。ロシア人のやることとえげつないからな。押さえ付けてでも印象採ったんやろ。あのオヤジを抑えつけよう思ったら鉄の鎖でグルグル巻きにせなならんのとゃうか、さすがはグルジアや。詳しく聞きたいんやったらグルジアまで行って聞いて来いや。どこにあるんかワシ知らんけど」

「では、T．cond できたのであれば、リベースは考えなかったのですか」

おもろいのう。この爺はまだ与太飛ばしてくさるぞ。

「なあセンセ、さっきからなんや、いつから開業医相手に診療の指図するようになったんや。

リベースするんか新製するんかはワシの決めることや、あんたの決めることやあらへん。あんたは役人にアゴで使われてたらよろしいわ。エエか」

爺が顔を赤くしながらうつむく。

調子にのるからや。

「では、この患者はもう何もしないんですか」

ベッピンが代打で聞いてくる。

「あのなあ、ワシはな個人トレーまで作ったんや、それも採算合わんの覚悟で。もうこの患者には何もせず、個人トレーを放れとでも言うんか」

「だから私、役人の人、嫌なんですよ、善良な市民の血税をムダにするでしょ、ちょっとうまくいかない言うて。ホンマこんな人のおるところに納税するの嫌んなるわ」

すかさず女医が応戦する。

またや、武田もウンザリしとる。

「いえ、私は別に個人トレーを放れとか言ってないじゃないですか。私たちの市に納税するのがイヤならどっか引っ越せばよろしいんじゃないですか」

なんでデンチャーを新製するしないから、いきなり引っ越しの話までになるんや。

ホンマ難儀なオンナやで。

「なんで私があなたに引っ越ししろとか言われなければならないんですか。きちんと納税している善良な市民によくそんなこと言えますね」

武田もベッピンをなだめながら

「分かりました。先生は個人トレーを作製して以上、患者さんの状態をみながら新製する時期を伺っているということですね、よく分かりました」

グダグダや。武田も大変なこっちゃ。

解説……Ｔ．ｃｏｎｄ後の義歯新製またはリベース

義歯をセットしてから6ヶ月以上経てば、新製もしくは裏装ができるようになる。その前処置としてよく用いられるのがＴ．ｃｏｎｄである。

Ｔ．ｃｏｎｄを行うということは、その後何かしらしないといけない。逆に新製も裏装もする予定がないのなら、Ｔ．ｃｏｎｄは算定してはいけない。これは実際に臨床でＴ．ｃｏｎｄを行なったからといって算定できるものではない。もし、算定したのならば以後、何かしらの処置が必要になる。

ここでＴ．ｃｏｎｄを算定しつつ、その後の処置を何も算定していないのならば個別指導時には指導の対象となる。

それほどＴ．ｃｏｎｄには現在使っている義歯との決別を示すくらいの意味合いがある。

それもＴ．ｃｏｎｄを算定後大体1ヶ月くらいを期限に、何かしらのアクションを起こす必要がある。

遅れると、これもまた個別指導時には指導の対象になってくる。

個別指導時では意外とT．ｃｏｎｄの算定にうるさい。というのも、どの本にも何回まで算定して良い。というような制限はなく医学的に判断して必要なら何回でも行えるとある。実際に厚生局の技官にも「具体的に何回まで算定可能なのか？」と尋ねたところ、あやふやな答えしか返ってこなかった。

いわゆる暗黙の地方ルールがあるということだ。

これを明確に何回まで算定可能なのかを教えてくれるのは、意外とレセコン会社だったりする。自分の地域は何回まで算定可能なのかを確認し、それを超えないように注意を払う必要がある。どうしても医学的判断から何回でも算定可能となれば、開業医なら誰だって爪を伸ばしてしまう傾向にあるからだ。それも自己負担のない患者ならなおさらである。

ここで爪を伸ばすと目につくので必ずカウントは必要である。

歯根嚢胞摘出術

次はヨゴレの爺からの質問になる。

「この歯根嚢胞摘出術ですが、レントゲン写真を見ますと算定要件を満たしておりません」

歯根嚢胞摘出術には嚢胞の大きさによって3種類の点数がある。

歯冠大、拇指等大、鶏卵大と。

今回は1番小さくて1番点数の低い歯冠大で算定してあった。

「ちょっと待てや、これな実際にワシ摘出したやつや。これこのあと生検出しとるやろ、病理組織検査にも診断結果で『歯根嚢胞』となっとるやないか」

「ええ、その通りですが。しかし今回は歯冠大を満たしておりませんので、算定要件不足となります」

ちょっと待てや、これどう見ても歯冠大やないか。

「確かに幅径は歯冠よりも大きいですが、長径が歯冠に満たしておりません」

「なあセンセ、あんた目はちゃんと見えとるか、よう見えるように目ん玉に穴あけたろか」

そのデンタルを女医にも見てもらう。

「うーん、ほぼ歯冠大ですよ。これ」

武田にも見てもらった。

「そうですねぇ……」

なんて言おうか考えている感じや。

これが拇指等大などであれば100パーセント算定要件不足になる。

しかし、今回は100人歯科医師がいれば100人とも歯冠大の歯根嚢胞摘出術を算定するような大きさの歯根嚢胞である。

事実として第3者が見ても9割9分以上は歯冠大なので、それで算定しても問題ないようにも思えるくらいの大きさである。

しかしヨゴレの爺はそこに指導というよりもケチを付けてきた。

この爺の指導してくる内容はミミっちい。

根充のデンタルで根尖からガマン汁出てるくらいでイチャモンつけてきたり、歯冠大の大きさをギリギリ満たしていないとケチくさいことを言ってくる。

武田自身は別に算定要件を満たしていないとは思ってはいない感じや。

しかし立場上、ヨゴレの爺の肩を持ってあげないといけないため、手放しで自分の意見を言えないでいる。

だんだんめんどくさくなってきた。

「もうエエ、もうエエよ、算定要件不足で。なあセンセ、あんたはこれといいさっきの根充といいどうでもええようなミミっちいことしか言ってこーへんけどええんかそれで」

横からまた腐れ元刑事がチャチャ入れてくる。

「あんたヨメさんおらんやろ、てかオンナと付きおうたこともないやろ、こんなミミっちいこと言う男はオンナだけやのうて男からも嫌われるで。せっかく歯医者になったんやったら羽振り良うせなあかんで」

あんたはホステスに養ってもらってんのによう言うわ。

確かにこのヨゴレの爺はオンナどころか男も寄りつかんわな。

絶対一緒にメシなんか食いに行きたい思わへんわ、こんな汚れた爺さんとは。

「じゃあ逆に聞くけどな、これ嚢胞の大きさが算定要件に満たしてない言うんはよう分かったわ。でも実際に嚢胞の摘出術は行なったけどコストはどのように算定したらエエんや。あんまりヘタなコストとったら、算定要件不足どころか振替請求言われてもかなわんしな、どないしたらよろしいか」

ヨゴレの爺は困った顔をしている。

横のオカメに聞くがシロウト相手じゃ適当な点数が出てこない。

難儀している感じだ。

「先生、ちなみにですがこの病名を教えていただいてよろしいでしょうか」

今までずっと黙っていたウドが初めてしゃべりおった。

なんや、爺の代打であんたが答えるんか、お手並み拝見とでも行こか。

「これか、レセ見てもろたらわかるけど『Ｐｅｒ、ＷＺ』や」

ここでまたウドと爺とオカメちん子が悩み、３人でゴチャゴチャ話している。

アホやな、ミミっちいこと言うて算定要件不足にするからこないなことになるんじゃ。

３人寄れば文殊の知恵とでも思っとんのか、ノータリン３人で考えてもなんの意味があるんや。３人で考えついた答えを教えてもらおやないか。

「うーん、この場合は『Ｐｅｒ、ＡＡ』とでもしてＡＡ切開とかでしょうねぇ」

８００点から２３０点に格下げかいな。何が悲しゅうてそんな点数算定せなならんねや。

「なあセンセ、ワシはな過剰診療してたらそんな難クセ言われてもしゃーない思うわ。１００人中１００人の歯医者がＷＺで歯根嚢胞摘出術を算定するところに、そんなミミっちいチャチャ入れてくるんやったら、ホンマに必要な診療もだーれもせんようになるで」

「ちゃんと公共の利益を考えて指導しとるんか、あんまり自分の手柄ばっかり考えて指導しとったら患者のためにもならんようになるで」

　この汚れの爺は自分の手柄だけや、臨床も2、3年くらいやろ。歯医者としての骨は、事務長の金玉ほどでもないな。

「金玉には骨はないでしょ、普通」

「事務長はどうでもええことくちゃくちゃ喋るな。大阪のおばはんやの」

「あめちゃん持って歩いてるんですわ」

「まあここはセンセのメンツも考えて折れとくけど、あんたはこの指導で自分のタマの小ささをみんなに知れ渡ったことになるで」

解説……歯根嚢胞

基本的に一般開業医が扱える歯根嚢胞摘出術はせいぜい歯冠大くらいまでである。

これが拇指等大や鶏卵大で算定すると第3者であれば必ず疑ってしまう。

まずそんなに大きいのはあまり症例が少ないし、また普通なら大学病院などに紹介するからだ。

しかし、個別指導では歯冠大の歯根嚢胞摘出術でも指導の対象となることが多かった。

まずこの症例の頻度は普通の開業医なら多くても年に1〜2回くらいしかない。

それくらいのレアな頻度にも関わらず、それを個別指導のときにそれを見つけて指導の対象にするあたりは、やはり目立つのだろう。

レントゲン写真で第3者から見ても判断つきやすいからに違いない。

気をつけないといけないことは、あくまでもレントゲン写真上、仮に嚢胞の大きさが歯冠大であったとしても、技官が違うと言ってしまえばそうなるのが個別指導である。

この場合の対処法はカルテ記載しかない。

「実際に摘出し、計測した結果、歯冠大である」くらい書いておかないと技官は認めてくれないだろう。

問題なのは歯冠大に達しないくらいの歯根嚢胞の場合、どうするかである。

本文でも書いてある通り、厚生局の技官や市役所の歯科医師も同じく言っていたことだが、病名を「Ｐｅｒ、ＡＡ」で骨膜下切開２３０点を算定するしかない。

関係各所に問い合わせしてみたが、やはりそれが無難ということだった。

無歯顎患者のパノラマ撮影

でヨゴレの歯医者が質問してくる。

「この患者さん、無歯顎ですがパノラマ撮影を行なっておりますね。具体的にパノラマ撮影された理由をお聞かせ願いたいのですが」

なんや、無歯顎患者にパノラマ撮ったらあかんのか。

ワシ知らんかったで。

「カルテの摘要欄にも書いとるけど、『顎骨吸収状態の確認のため』ってなっとるやないか。それが撮影理由や」

役所のチンピラどもはさっきの一時休戦で回復しおったで
質問がキビイわ。

何もかも腐れ元刑事がウンコ漏らしたからや。

「顎骨の吸収具合を確認されたということですが、それをどのように義歯作製に反映されているのでしょうか。カルテの義歯作成状況を見てみますと、特にそれについての記載がされていませんが」

マンが悪ぃな。

「ほうか、じゃー以後気ぃつけるわ」

オカメが爺に耳打ちをしている。

なんやこの質問はオカメからか。

うざったいオンナやで。

「気ぃつけると言いますけど、今回のパノラマ撮影と義歯作成にはどのような因果関係があるのでしょうか」

こいつらはなんや、小舅かぃ。ごちゃごちゃいうな。

「なあ、これなんて答えたらよろしいか」

女医に聞いてみた。

「院長、これは『オトガイ孔の位置確認のため』言うのはいかがですか」

ああ、それええな。

それで行こか。

「センセ、これオトガイ孔の位置確認したんや。ほれ、このパノラマ見てもよう分かるやろ、顎骨の吸収が激しいからオトガイ孔むき出しや。だから普通にデンチャー作ったら痺れる言いおるんや。だからオトガイ孔の位置を確認してデンチャー作製するあたって参考にしとるんや。どこリリーフしよかって」

爺が一瞬ひるんだが、オカメが横からまた口添えしとる。

オカメと同じ空気吸ってたら虫唾が走るわ。

「ということはオトガイ神経置換術などの処置はされましたか」

爺も爺やで。腐っても歯医者やったらいちいちオカメの言うこと鵜呑みにすな、しらこい質問しくさりおって。

「してへん、カルテにもそんなん書いてへんやろ」

オカメがニヤリとしとる。

すると腐れ元刑事が、

「歯茎をしまえや、あほんだら。きれいなピンクしおってからに。逆に悲しいんや、それが」

オカメに言い放つ。

オカメは歯茎を隠して、あんぱんのゴマ粒みたいなちっちゃい目で睨む。

一応は隠すんや、歯茎を。本人も自覚しているコンプレックスをズバッと言われたことで何も言えず、睨むしかできないでいる。

しかしその睨んでいる目も、どう見ても閉じているしか見えないので笑いそうになる。

もうエエて、ワシはオカメをいじめるよりも早よ終わりにさせたい。

何もなかったかのように爺が次の質問をしてくる。

オカメは身内にまで無視かいな。

ほんま女に生まれるんやったらベッピンに限るで。

これが横のベッピンやったら対応も変わるに違いない。

「無歯顎でデンチャー作製のみの場合、パノラマ算定はできませんがいかがでしょうか」

「よう分かったわ、とりあえず無歯顎患者でなんもないのにパノラマ算定するのはナシ言うことやな」

すると外から誰かが叫んでるのが聞こえた。

「おどりゃー、ここの歯医者はどれだけ患者を待たすんや」

「なあ事務長、今日は休診の貼り紙してるし、誰もアポ入ってないんちゃうんか」

「あの声……弟さんですよね……」

なんでや、なんでワシの弟が来るんや。

あの弟が来たら余計にややこしくなる。

兄貴を見るとニヤニヤしている。

兄貴や。

そや、兄貴は自分の手を汚すことはしないが人を使って足を引っ張りおる。

そして人がもがいている姿を見てニヤニヤする。

長男のくせに1番長男っぽくない男や。

兄貴もキャストミスやったんか、最近エエやつや思うとったのに。

腐れ元刑事がニヤニヤしながらドアを開けると、弟が待合室で暴れてた。

「院長センセ、お客さん来よったで」

このバカ、市役所のチンピラの前で何がお客さんや、患者様と呼べ。

腐れ元刑事も兄貴とグルかいな。

ほんまこんな汚いプレイ、南米のサッカーでもしよらんわ。

「なんやなんや、ここの歯医者は患者のことをお客や思うとるんかいな」

うざったらしいやっちゃ、そんな三流以下の演技に誰がビビるんや。

もうワシ、てっちりくわえて死にたいわ。

暑いし、クサイし、役所の個別指導はグダグダや。

武田が時計を気にし始めた。

「そろそろお時間ですし、講評を取りまとめたいので、一度先生方は席を外していただいてよろしいでしょうか」

武田が終わりの合図をだした。

「よっしゃ、とりあえずいったん皆出よか」

解説……無歯顎患者のパノラマ撮影

無歯顎患者のパノラマ撮影は基本的にはできない。

下顎骨骨折や顎関節症などのため算定する分には問題ないが、ＭＴ病名だけの場合はパノラマ撮影は算定できない。

本文でもあったように、オトガイ神経置換術のような大手術をする分には算定してもよいが、普通の一般開業医はそのような治療はしないはずだ。

下顎義歯を入れると痺れる、などと言われた場合くらいのオトガイ孔の位置確認のためのパノラマ撮影は、カルテに記載していても認められないので注意が必要である。

最終講評

部屋を出ると弟が兄貴と腐れ元刑事と談笑していた。

「何しにきたんや、あんたは」

「兄貴から電話あったんや、あんたが大変やから来てくれへんか、って」

あんたが来たらよけいに大変や。

「来やんでエエ。もう終わりや、帰ってよろしいわ」

「なんやねん、それ。暑いなか急いで来たったのに、ガキの使いやあらへんで、特急料金にキャンセル料金まで貰わな帰るに帰られんわ」

「じゃあ、チンピラみたいな真似さらすな。なにが『オドリャー』じゃ、真夏に冬眠させたろか」

「駄賃が欲しかったら兄貴から貰え、ワシは何にも頼んでへん」

「大丈夫や、市役所のチンピラどもを一気に冬眠させたる」

この弟は半分脳みそが溶けているのですぐ人のをセリフをパクる。語彙が乏しくオリジナリティーがない。もっと本を読め。

「ほしたら駄賃くれるてそこの刑事さんがそないに言うとったわ」

いつまで刑事気取りやねん、こいつのいまはヒモ男や。弟のアタマ足らんからてエエ加減なこと言うなや。

「それはあの時や、今さら相手にすな。ちっちゃい体しおってからに。もうええわ、おとなしいしとったらあんたにも駄賃やる」

弟は一度暴れると手の施しようがなく、また容赦しない。

ホンマに役人をボロ雑巾にしたてあげかねない。

せっかくすでに半分ボロ雑巾になっているのに。

女医は女医でベッピンにあまり攻撃できなかたのか不貞腐れている。

どないなっとるねん。

「オカメはイジメてオッケー言うたけどイジメるにもほどがあるやろ。イジリすぎや、ちっともオモロないんや」

「ホントですよ、結局あの市役所の若いコはイッコもイジメやんと田畑さんばっかりいじめて。私頑張ってたのにだーれも乗ってこないし」

そーゆー問題じゃないやろ。

オンナはいったん根にもつとひつこい。

この女医に関しては墓場まで持っていく勢いや。

「とりあえずもうあと講評だけや、あんたら黙って大人しいしといてや。もうイジるのはなしや、ええな」

「院長センセ、ワシもう暑いのイヤやからココで待っててよろしいか」

この腐れ元刑事は完全にダラけとる。

こいつのせいでグダグダや。

「ほんま、ややこしい人やな」

「ややこしいんですわ」

「もうエエ、あんたは部屋に入らんと診療室で弟の子守や。お利口さんにさせてんか」

「なあ、院長センセお手当、くれんか。守りの」

「1や」

「そら安い」

「おもしろいのう、ほざいとけ。世迷い言を」

この和歌山県民はお金のことに細かく、せせこましい。

そして大阪人と違ってタチが悪い。

完全なキャストミスである。

「どないや」

「片付いてからや、待っとれ」

「わしは今欲しいんや、2時間で終わる言うたやないか」

「あんたがややこしいこと言うから延びとるんやないか。オカメをイジらんかったらもう終わっとったはずや」

「院長センセが皆でイジメよ言うたやないか」

「もうええ、あと5分もかからんから待っとれ」

この男はデカくてむさ苦しいうえにウンコ漏らしたから、これ以上一緒に狭い部屋にはいたくはない。

ちょうど良かったわ。

「もうええな、黙ってじーっと聞いとったら終わる話やねんから、もう誰もイジメるのはなしや」

そんなことを言っている時に、市役所のベッピンが部屋に入るように促してきた。

腐れ元刑事が1人いなくなるだけでも、部屋のむさ苦しさは段違いで和らぐ。

武田も早く終わらしたいみたいで、部屋に入るなり講評しだした。

講評中はただじーっと目をつむって終わるのを指折り待っていると、外からまた弟がぎゃあぎゃあ騒ぎ出している。

よく聞くと「早よ、診ろや」と叫んでいる。

ホンマ、弟の頭をカチ割って中をかき混ぜてやりたい。

どないなっとんねん。あの頭の中は。腐れ元刑事も止めるくらいしろや。

兄貴は横でニヤニヤしとる。

ホンマ兄貴はうざったらしいやっちゃ、しらこい顔してからに。

外がガヤガヤうるさくなったところで講評が終わり、武田もほっとした感じだ。

武田以外の市役所連中はグタグタになっている。

これだけは気色ええわ。

講評後に何か質問はありますか、と形式上聞いているみたいだが、役人連中は早よ帰りたいオーラがプンプンである。

そらそやろ、外でうるさいのがギャーギャー喚いてるうえに何よりも暑い。

ワシの全身に巻きつけている保冷剤もすでに溶けている。

保冷剤がジェルになってソープみたいやないか。最近は良い子ちゃんしとるのに。子育てはヘタくそでも、子づくりはうまいと褒めてるのかけなしてるのかよく分からないことは言われるけど……。

次のときは保冷剤も2時間以上持つようにせなならんな。

ワシらもこの暑さにウンザリや。

「もうエエわ、質問はナシや。ワシも武田さんもお互い早よ終わりたい思うとるからこれでお開きにしよや」

武田も質問がなくてホッとしとる感じや。

あとはこいつら帰る時に弟がハネんように見とかなあかん。

終わりということで役人連中が部屋を出ると、腐れ元刑事と弟は診療室でタバコをふかしている。

それもワシの飲みかけのコーラを灰皿がわりにして。

こいつらは完全にナメ腐っとる。

診療室でウンコは放ったらかしやわ、煙草はふかすわ、何をするにもエエ加減である。

だから懲戒免職になるんや。

まあ、そこはワシも人のこと偉そに言われへんけど。

すると弟がオカメに絡む。

「なんやなんや、このオバはんは。睨んできおってからに。ほんま、ハネとったら扇風機オバはんにしたろか」

ハネとるのはあんたやないか。

弟は一度キレるとなかなか収まらない。

また、これが本気でキレとんのか演技なのか分からない。

ただ、言えるのは弟の脳みそはどこかキレているのは確かだ。

「あかん、扇風機おばさんになってもうたらいくら整形しても直りません、それだけは堪忍してあげてください」

事務長がもっともらしく言っているが演技くさい。

聞いているほうが恥ずかしくなる。

「何を言っとんじゃ、もう半分扇風機オバはんやないけ」

「オバはんやありません、おばさんです」

そこツッコむとこちゃうやろ。

事務長はスライディングアウトの和歌山県民でギリギリ大阪人ではない。

そのため笑いのセンスもツッコむポイントも微妙にズレるため調子が狂う。

弟も調子が上がらずどうボケてよいのか困っている感じだ。

こいつら人の顔で漫才しおってからに。

オカメも弟のハネように圧倒されて何も言えないでいる。

弟は次に武田のほうに言いがかりをつけようとしたが、一瞬たじろいだ。

「あいつ、生活保護課のヤツや」

なんや、弟は生活保護かいな。

「ああ、武田さん。この男、受給者ですのん」

「そうです。この人、よく市役所でも暴れて困ってるんですよ。先生のご親族の方ですか」

「弟ですわ」

「そうですか」

「いやっ、ちゃうちゃう。血は繋がってますが、縁切ってますねん」

「そうですか……」

……。

武田がワシを見つめてくる。

おいおい、何が悲しゅうてこんなアホな弟の面倒をみなアカンねや。

いや、待て。

「ワシ、弟の面倒みたら、エエんかいな」

「そういうのは……。関係ありません」

「ほうですか、じゃあ生活保護課で煮るなり焼くなり好きなようにしてもろて結構ですわ」

「……、また検討しときます」

「じゃあとりあえず、今日は一旦退出します」

武田をはじめ、市役所のチンピラどもは出ていった。

出ていった途端、弟が詰め寄ってくる。

「なんでおれを売ったんや」

「売ってない、差し出したんや。武田は大ダヌキや、どう化けるかわからんぞ」

「おれを交渉のカードに使うなや」

「偉そに言いな、差し出されるんが嫌やったらワシの医院で暴れるんやなかったな。文句があるんやったら兄貴にでも言ってくれんか」

「まあ、結果が良かったらええがにしたるわ」

「じゃあ、おれにも手間賃くれんか」

けっきょく金かいな、さびしい男やで。

なんでこんな弟に手間賃やらなあかんねん。

でも、駄賃をあげて弟から解放されたいのもある。

「ナンボや、1でええやろ。これで履歴書でも買いに行けや」

「なあ、2にしてくれへんか」

「アホなこと言いなや、1でも十分お釣りくるわ」

そや、この弟はは爪を伸ばしすぎる癖がある。

「あのなあ、1て小学生のお年玉やないんや。何とかならんか、タダでとは言わん。ほれ、コレやるわ」

「なんやこれ」

「市役所のベッピンのヒールの中敷きや、これ匂うてみ、暑いなか来てくれてからレモンの酸っぱい匂いがするわ、夏みかんや。1枚1万円でどないや」

「それやったら2枚あるはずやろ、もう1枚はどないするんや」

「これはおれが貰っとくわ」

やっぱり血は争われへんな。

おわりに

生活保護患者は、他の患者と比べるとレセプト平均点が高いと言われています。

確かにごく少数ではありますが心ない歯科医師が過剰診療を行なったり、不正請求を行なったり、こうしたケースもあるようです。

また、患者のほうも自己負担がないことに甘え、過剰な診療を求めてくることもあるでしょう。

ただし、これらはほんのひと握りの人たちだけです。

ほとんどの開業医は自己負担がないから過剰診療をしているのではなく、医学的に必要なことを必要なだけ行なったところ、いつの間にか高点数になっていたという感覚に近いのではないでしょうか。

また、統計学的にみても世帯収入が少なければ少ないほど口腔状態も悪くなる傾向にあります。そうなると当然、混む治療が増え、必要最低限の治療を行なっていたとしても自然と点数も上がっていく傾向があります。

逆に世帯収入が多い患者さんは口腔状態が良い方が多いため、自然と点数も増えることはありません。

また窓口負担があるような患者は実情として、医学的に判断して最良の治療を提供したいのにもかかわらず、会計が多くなると患者の負担がかかり過ぎるという理由で、仕方なく次善の方法で治療をせざるを得ないということもあります。

このようなことから、結果として生活保護患者は他と比べてレセプト点数が高くなってしまう傾向にあるのです。

ただ、だからといって「点数が高くなってしまうことは仕方ない」では開業医は勤まりません。

生活保護患者とそれ以外の患者のレセプトにどれくらいの開きがあるのか？

1・2〜1・4倍くらいならまだ許容範囲ですが、それを超えてしまうと第3者から過剰診療をしているのではないかと疑われても仕方ありません。

もしそれ以上の差が見られた場合はどうするのか。

自己負担のある患者に対して萎縮診療せずに点数を上げていくのか、もしくは生活保護患者の請求を抑えて差を縮めるのか、ここは院長の判断になってくるところです。

どのような判断を下しながら毎月レセプト請求をしていくのかは、医院の状況や院長の考えによって左右されるところはあります。

ただ、1つ確実に言えることは毎月レセプト提出時にはレセプト平均点数を必ずチェックしておく必要がある。と言うことです。

自院のレセプト平均点数はその地域のレセプト平均点の1・2倍を超えていないか。

生活保護患者のレセプト平均点がその他の患者のそれよりも1・2〜1・4倍以内に落ち着いているか。

これは必ず見ておく項目になってきます。

ぜひ、ここのところは常に念頭に置いながら日ごろの診療に活かしてください。

そして、生活保護の個別指導にかからないように、またかかったとしても無事で済むように本書を参考にしていただければ私たちの幸せでもあります。

またまた　ホンマ堪忍やで、
歯科個別指導 PART2 ～生活保護編～

2017年9月22日　第1刷発行

著　者　歯科保険研究会《しかほけんけんきゅうかい》 個別指導部《こべつしどうぶ》

発行者　太田宏司郎

発行所　株式会社パレード

大阪本社　〒530-0043　大阪府大阪市北区天満2-7-12

TEL 06-6351-0740　FAX 06-6356-8129

東京支社　〒150-0021　東京都渋谷区恵比寿西1-19-6-6F

TEL 03-5456-9677　FAX 03-5456-9678

http://books.parade.co.jp

発売所　株式会社星雲社

〒112-0005　東京都文京区水道1-3-30

TEL 03-3868-3275　FAX 03-3868-6588

装　幀　藤山めぐみ（PARADE Inc.）

印刷所　創栄図書印刷株式会社

ISBN 978-4-434-23477-4　C3047

この本に関するご意見・ご感想は下記にお願いします。
mail : dis.group.ig.section@gmail.com